나쁜 소식 어떻게 전할까

がん医療におけるコミュニケーションスキル
by 内富庸介 他編
copyright©2007 by 内富庸介 他
All rights reserved.
Original Japanese edition published
by IGAKU-SHOIN Ltd., Tokyo
Korean Translation Copyright
ⓒ나쁜 소식 어떻게 전할까 2008 국립암센터

나쁜 소식 어떻게 전할까

암환자와의 커뮤니케이션

우치토미 요스케 · 후지모리 마이코 편저
김종흔 · 김미영 · 권미림 옮김

국립암센터
NATIONAL CANCER CENTER

편저자 서문

　암환자는 자신의 질병을 이해하고 치료방법을 선택할 수 있어야 합니다. 의사는 암환자의 뜻을 파악하고 그가 겪는 괴로움에 공감을 표시할 수 있어야 합니다. 이런 취지에서 일본 국립암센터에서 커뮤니케이션 기술연수회를 시작한 지 10년째가 되었습니다. 의사 모두에게 테레사 수녀의 박애주의를 기대할 수는 없겠지만, 환자의 목소리에 귀를 기울이고 환자를 따뜻하고 배려하는 마음으로 대할 수 있게 되기를 바랍니다.

　1990년대부터 사전동의(informed consent)나 삶의 질(quality of life)이라는 개념이 도입되었습니다. 이에 따라 암의 연명치료에 대한 결정을 할 때 의사가 환자의 뜻을 고려하지 않는 일은 분명하게 줄어들었습니다. 의료의 본래 의미로 돌아가서, 환자의 뜻을 정확하게 파악하고 환자가 원하는 의료에 한 걸음이라도 다가가려고 하는 것입니다. 현대의 의료인들은 생존기간의 연장이나 증상완화 같은 의학적 목표에 관해서는 잘 알고 있습니다. 하지만 환자나 가족들의 삶의 목표, 의향, 가치관, 신조 등을 파악하는 커뮤니케이션 기술은 대체로 부족합니다. 환자가 질병을 이해하고 치료방법을 선택할 수 있도록 하기 위해서는 쌍방향 커뮤니케이션이 필요합니다. 의사가 환자에게 설명하는 방법이 적절하지 않으면, 암환자나 가족들이 필요 이상으로 정신적 부담을 갖게 되고, 때로는 치료방법을 잘 선택하지 못하는 경우도 있기 때문입니다.

  2007년 4월, 일본에서는 암환자와 가족들의 의견이 크게 반영된 암대책기본법이 시행되었습니다. 이 법에 기초한 암대책추진 기본계획에는 "암 진단을 통고하는 등의 시점에는 환자에 대한 특별한 배려가 필요하므로, 의사의 커뮤니케이션 기술을 향상시키기 위하여 노력한다"라는 조항이 포함되어 있습니다. 그에 따라 2007년도 후생노동성 위탁사업으로 커뮤니케이션 기술연수회(이틀간 모의연습 8시간 포함)가 일본의 4개 지역에서 실시되었습니다. 후생노동성 암대책추진실의 지도 아래, 일본 정신종양학회의 전 대표위원이자 국립암센터 명예총장인 아베 이사오(阿部薫)를 비롯하여 의료연수추진재단의 기타자와 히로유키(北沢博之), 우사미 아키라(宇佐美彰) 등 관계자 여러분의 노력이 있었습니다. 사업을 실시하는 단체는 의료연수추진재단이고, 일본정신종양학회는 이 사업의 협력단체입니다. 연수회의 커뮤니케이션 지도자양성 강습회(8일간 실기연습 30시간 포함)는 일본정신종양학회에서 실시합니다. 2007년 10월에 오사카에서 시작하는 암 의료 커뮤니케이션 기술연수회는 암 의료의 제공체제를 세우는 데 도움이 될 것입니다. 이 자리를 빌려 관계자 여러분께 깊은 감사를 드립니다.

  우리는 후생노동성 제 3차 암대책종합전략사업의 지원을 받은 '암환자의 삶의 질 향상을 위한 각종 지원프로그램 개발연구'를 통하여 SHARE라고 하는 커뮤니케이션 프로토콜을 개발하였습니다. 이 책은 SHARE 프로토콜을 활용하기 위한 참고서로 기획하였습니다. 오랫동안 암 의료 현장에서 활동해오면서 커뮤니케이션 연구와 연수회를 진행해온 동료들이 이 책을 집필하였습니다. 많은 암환자와 가족들의 의견을 꾸준히 반영한 결과입니다. 이 책의 출판을 계기로 의료인의 커뮤니케이션 기술이 향상되고 암환자의 뜻이 의료에 반영될 수 있게 된다면 일본 의료계 전반에 바람직한 영향을 줄 것입니다. 암 의료에서, 마음을 중시하는 커뮤니케이션의 진가를 보여주고 있는 것입니다.

2007년 8월

우치토미 요스케(內富庸介)

후지모리 마이코(藤森麻衣子)

한국어판 편저자 서문

'나쁜 소식 어떻게 전할까―암환자와의 커뮤니케이션'의 한국판 출판을 매우 기쁘고 참으로 영광스럽게 생각합니다. 동시에 바다를 건너는 자식을 배웅하는 부모의 마음을 느끼고 있습니다. 하지만 그동안 친교를 유지해 온, 한국 국립암센터 정신건강클리닉의 김종흔 박사와 그 동료의 손에 의해 번역되었다고 생각하니, 불안이 사라지고 기쁨이 배가되고 있습니다. 이 책의 탄생에 대해 조금 설명함으로써 인사말에 대신하고자 합니다.

1995년 창설된 일본 국립암센터 정신종양학개발부는 일본의 후생노동성의 도움을 받아, 암환자의 삶의 질을 향상시키는 지원프로그램의 하나로서 커뮤니케이션 기술훈련법의 활용에 집중해 왔습니다. 환자와 가족들의 의향에 따른 암 의료의 실현, 그것이야말로 삶의 질 향상을 실현하는 길이라고 확신한 까닭입니다. 우리들은 당초, 다문화사회를 형성한 미국이나 오스트레일리아에서 개발된 훈련법을 일본어로 번역해 사용해 왔습니다. 이 방식은 커뮤니케이션의 기본으로서, '환경조성'이나 '나쁜 소식의 확실한 전달'에 대해서는 표준 이상의 성과를 얻을 수 있었습니다(Fujimori 등, J Cancer Edu. 2003). 한편으로, 그 방식으로 커뮤니케이션 훈련을 시행해 오면서 오히려 의사의 부담이 증가하거나 문화적인 측면을 고려해야 할 필요를 느끼게 되어, 서서히 개선할 여지가 있다는 것을 깨닫게 되었습니다. 우선 일본의 암환자와 그 가족들에게, 어떤 스타일의 커뮤니케이션을 중시하는지 그 의향을 질문하는 조사에 착수했습니다. 그 결과, "가족들의 심정에 대해서도 배려한다", "의사가 적극적으로 질문하도록 권한다", "암이라고 확실히 알린 다음에는 다른 말로 바꾸어서 표현한다" 등, 일본인들은 의학정보에 못지않게 감정에 대한 배려에 비중을 둔다는 것을 알게 되었습니다. 그러한 점들을 근거로 탄생한 것이 SHARE 방식의 커뮤니케이션 기술입니다.

개인을 중시하는 만큼 가족들을 중시해 온 전통을 가진 한국에서도 SHARE 방식이 수용될 것으로 예상하고 있습니다. 하지만 얼마만큼이나 한국 암환자와 가족들의 의향과 맞을지는 매우 궁금합니다. 올림픽과 월드컵, 그리고 한류 드라마를 통해 한국과 일본은 급속하게 거리를 좁혀가고 있습니다. 이제부터 한층 더 서로의 공통점이나 차이점에 대해 연구할 기회를 늘여갈 수 있겠지요. 김종흔 박사 등에 의해 기획되었던 연구가 결실을 보기를 기대하고 있습니다.

끝으로, 이 책은 SHARE 방식의 성과를 활용하는 참고서로 사용되도록 편집되었습니다. 이 책을 통해 의사의 커뮤니케이션 기술이 향상되고, 한국의 암환자와 가족들의 삶의 질 향상에 공헌하였다는 것이 증명되어야 합니다. 그래야 비로소 이 책이 진정으로 도움이 되었다고 이야기할 수 있을 것입니다. 앞으로 힘을 합쳐서 SHARE 방식을 더욱 발전시켜 갈 기회가 오기를 기원합니다.

2008년 12월
국립암센터 동(東)병원 임상개발센터 정신종양학개발부

우치토미 요스케
후지모리 마이코

옮긴이 서문

의료에서 환자-의사 관계는 무척 중요하며, 둘 사이의 올바른 라포(rapport) 형성은 제대로 된 커뮤니케이션에 바탕을 둡니다. 암으로 투병 중인 환자와의 커뮤니케이션은 훨씬 더 어렵습니다. 암환자에게 전해지는 나쁜 소식의 심각도와 암환자가 겪는 정신적인 고통의 강도는 일반적인 의료 상황과 비할 바 없이 크기 때문입니다. 잘못된 커뮤니케이션은 암환자의 정신적인 고통을 유발하거나 악화시킬 수 있습니다. 의료인의 입장에서도 암환자에게 나쁜 소식을 전하는 일이 능숙하지 못하면 직무 스트레스와 소진의 원인이 될 수 있습니다. 커뮤니케이션 능력에는 개인차가 있음이 사실입니다. 진실을 알기 쉽게 말해주면서도 희망을 빼앗지 않고, 환자의 말을 잘 들어주며 공감을 표시해주는 커뮤니케이션이 좋은 커뮤니케이션이라고 하지만, 이것은 이론적으로 습득할 수 있는 것이 아니라 경험과 실습으로 체득해야 될 기술입니다. 이 책은 그 기술을 안내하는 지침서입니다.

국립암센터에서는 개원 직후부터 직원의 소양교육과 친절교육을 목적으로 국민만족 실천과정을 진행하고 있으며 벌써 제 20기 수료생들을 배출했습니다. 단순한 친절교육을 넘어서 암환자에 특화된 커뮤니케이션 기술훈련(communication skills training, CST)이 심화과정으로 필요함을 절실히 느껴왔습니다. 서구에서는 정신과의사와 암 전문의료인과의 협력을 통해서 지지적 정신치료의 요소가 포함된 다양한 프로그램이 개발되어 널리 사용되고 있지만 동서양의 문화적 차이를 감안할 때 국내에의 직접적인 도입은 쉽지 않았습니다.

국내 의료계에서도 의학교육학회와 의료커뮤니케이션학회를 중심으로 커뮤니케이션 기술훈련이 소개되었지만 실제로 암환자를 보는 전문의료인을 위한 프로그램은 없었습니다. 그런 중에 일본 국립암센터 정신종양학개발부의 우치토미 박사 팀에서 개발한 SHARE 프로토콜을 접하게 되었습니다. 일본 국립암센터에서는 일찍이 1996년에 '암 고지 매뉴얼'을 작성하여 의료인의 암 통보 문화에 지침으로 삼았고, 최근에는 2007년부터 5년 내에 모든 암 관련 의료인들에게 커뮤니케이션 기술연수를 완수한다는 암 대책추진 기본계획 하에 연중 일본 각지에서 연수회와 촉진자 양성교육을 진행하고 있습니다. 우리나라의 암 전문인력 양성을 중요한 사명 중의 하나로 삼고 있는 한국 국립암센터에 시사하는 바가 적지 않다고 하겠습니다.

2008년부터 SHARE 프로토콜을 참고로 하여 국립암센터에서 의사와 간호사를 대상으로 한 커뮤니케이션 능력 향상 과정과 커뮤니케이션 리더십 과정을 시작할 수 있었습니다.

2008년에 시작된 '암환자 삶의 질 향상을 위한 스트레스 관리권고

안 개발' 프로젝트는 보건복지부 암정복추진연구개발사업의 지정과제로 선정되었습니다. 암환자가 겪는 정신적 고통을 완화시키기 위해서는 정신보건 전문가들이 중심이 된 심리사회적 지지 서비스 제공뿐 아니라 암 전문의료인들이 환자의 정신적 부문에 대해서 배려한 커뮤니케이션을 할 수 있는 것이 중요합니다. 따라서 스트레스 관리권고안에는 커뮤니케이션 기술훈련이 기본적인 권고사항 중의 하나로서 포함됩니다. 그리고 2008년부터 시범사업으로 진행중인 '암 전문의료기관에 대한 의료기관 평가'에서는 '심리사회적 지지 서비스 제공이 15개 부문 평가 중 하나로서 평가항목이 되었습니다. 또한 암환자 치료와 관련된 모든 직원을 대상으로 암환자의 심리사회적 지지 서비스와 암환자와의 의사소통 기술 등을 포함한 심리사회적 지지 관련 교육을 실시하도록 규정하고 있습니다. 암환자의 '마음'까지 배려하는 의료가 대두되고 있는 것입니다.

2008년 10월에 개최된 동아시아정신종양학회 창립총회 및 제21회 일본정신종양학회 총회에 참석한 기회에 이 책의 편저자들과 한일간의 커뮤니케이션 기술훈련 프로그램의 교류에 대하여 심도 깊은 논의를 할 수 있었습니다. 우선 번역을 흔쾌히 수락해주었을 뿐 아니라 한국 독자들에게 보내는 글까지 보내준 우치토미 박사와 후지모리 박사에게 감사를 드립니다.

늘 암환자분들에게 사랑과 희망의 메시지를 전하려 애쓰시고, 본 작업을 후원해주신 국립암센터 이진수 원장님께 감사를 드립니다. 의과대학의 의학교육과에서 실시하는 실천적인 커뮤니케이션 교육을 바탕으로 조언과 협력을 아끼지 않으신 가톨릭 의대의 박주현 교수님과 고려대 의대의 이영미 교수님께도 감사를 드립니다. 국립암센터 커뮤니케이션 세미나에 열정적으로 참여하시고 교육의 진행에 큰 역할을 해주신 부속병원 적정진료관리실의 엄현석 실장님, 교육훈련부의 한지영 강사와 임상심리사 유은승 선생님 등 여러분들께도 감사드립니다. 무엇보다도 바쁜 일정을 뒤로하고 즐겁게 교육과정에 임해주신 여러 의사, 간호사분들께 고맙다는 말씀을 전합니다.

출판의 실무를 챙겨주신 교육훈련부 최정미 부팀장님과 번역 업무에 힘써주신 암예방검진센터의 김미영 수간호사님·권미림 간호사님에게 감사하고 싶습니다. 특히 김미영 수간호사님은 의사 및 간호사 교육의 진행자 및 촉진자로도 큰 몫을 해주셨습니다.

번역 작업의 고단함을 넘어 그 결실이 조그마한 책자로 나오게 되니 뿌듯한 보람을 느낍니다. 이 책의 번역이 향후 우리나라에서 보다 인간적인 암 의료문화의 창출에 중요한 시발점이 되기를 바랍니다.

2008년 12월
옮긴이를 대표하여
국립암센터 교육훈련부장
국립암센터 부속병원 정신건강클리닉 책임의사

김 종 흔

차 례

- ■ 편저자 서문 · 5
- ■ 한국어판 편저자 서문 · 8
- ■ 옮긴이 서문 · 11

제1장 나쁜 소식을 전할 때의 커뮤니케이션

1. 나쁜 소식이란? · 18
2. 나쁜 소식의 영향 · 19
3. 커뮤니케이션이란? · 19
4. 암 의료에서 나쁜 소식을 전할 때의 커뮤니케이션 · 21

제2장 나쁜 소식 전달 커뮤니케이션에 관한 기존의 연구

1. 환자 · 의사 간 커뮤니케이션에 관한 연구 · 22
2. 암 의료에서 나쁜 소식을 전할 때의 커뮤니케이션에 관한 연구 · 23
3. 문화에 따른 차이 · 26

제 3장 환자가 원하는 커뮤니케이션

1. SHARE란? · 28
2. SHARE 방식의 암 진단 통고 · 41
3. SHARE 방식의 암 재발 통고 · 43
4. SHARE 방식의 적극적 항암치료 중단 통고 · 44

제4장 SPIKES, 미국 · 캐나다식 방법

1. 나쁜 소식을 전하는 방법 · 47
2. 마무리 · 57

제5장 암의 진단, 재발, 말기의 심리적 반응

1. 심리적 반응에 관련된 요인 · 63
2. 임상경과에 따른 심리반응 · 66
3. 마무리 · 76

제6장 환자―의사 간 기본적 커뮤니케이션

1. 환경조성 · 77
2. 질문하는 기술 · 78
3. 응답하는 기술 · 79
4. 공감을 표시하는 기술 · 80

제7장 남자 환자의 경우

1. 남자 환자의 특징 · 81
2. 폐암 환자 초진의 경우 · 82
3. 폐암 환자의 적극적 치료의 중단 · 83

제8장 여자 환자의 경우

1. 여자 환자의 특징 · 88
2. 유방암 재발을 전하는 시나리오의 한 예 · 88

제9장 말기암의 경우

1. 수액요법 · 96
2. 진정요법 · 104
3. 심폐소생 거부 · 112

제10장 어려운 사례에의 대처방법

1. 우울한 환자 · *120*
2. 섬망 환자 · *129*
3. 화를 내는 환자 · *138*
4. 불안해하는 환자 · *143*
5. '죽고 싶다' 고 하는 환자 · *149*

제11장 환자 가족들을 대하는 법

1. 의료인과 가족 간의 커뮤니케이션 · *156*
2. 가족들에게 전달되는 나쁜 소식 · *157*
3. 나쁜 소식을 들은 가족들에게 대응하기 · *160*

제12장 나쁜 소식과 간호사

1. 간호사의 역할 · *166*
2. 면담에서 간호사가 할 일 · *168*
3. 의사와의 연계 · *172*
4. 환자와 가족들의 심리적 반응과 대처방법 · *172*
5. 간호사가 전하는 나쁜 소식 · *174*
6. 사례: 침상에서 안정할 것을 알린다 · *176*
7. 마무리 · *180*

제13장 커뮤니케이션 학습법

1. 암 의료에서의 커뮤니케이션 기술훈련(CST) · *182*
2. 암 의료에서 CST의 효과 · *186*
3. 일본의 암 의료와 CST · *189*
4. 마무리 · *193*

■ 참고문헌 · *194*
■ SHARE 예문 · *203*

제1장

나쁜 소식을 전할 때의 커뮤니케이션

1. 나쁜 소식이란?

일본에서 남자는 두 명 중에 한 명이, 여자는 세 명 중에 한 명이 평생 한 번은 암에 걸리고, 남녀를 통틀어 세 명 중에 한 명은 암으로 죽는다. 1981년 이후 암은 사망원인 1위이고 발생 빈도가 계속 증가하고 있다.[1] 암은 죽음을 연상시키며, 암에 걸렸다는 사실을 의사에게서 듣는 것을 '통고' 나 '선고' 라는 말로 표현해왔다.

의료에서 나쁜 소식이란 "환자의 장래에 대한 전망을 완전히 부정적으로 바꿔버리는 소식"이라고 정의할 수 있다.[2] 교통사고로 자식이 죽었다는 사실을 부모에게 알리는 일, 정신질환의 병명을 환자에게 알리는 일 등을 예로 들 수 있는데, 암 의료의 경우에는 암(특히 진행암)의 진단과 재발, 적극적 항암치료의 중단과 같은 소식이 포함된다.

2. 나쁜 소식의 영향

암 발병 후 우울증(주요우울증, 적응장애)의 유병률은 상당히 높아서 10~40%[3-6]에 이른다. 암 발병 후 5년 내의 자살하는 비율은 일반인의 2배, 특히 암 통고 후 3~5개월 사이에는 자살률이 4.3배라는 보고가 있다.[7]

나쁜 소식을 전하는 면담에서 환자는 병의 진단 결과와 현재 상태뿐 아니라 앞으로의 치료와 생활에 대한 설명도 듣게 된다. 암을 통고 받았을 때의 느낌을 환자에게 물으면, "머릿속이 새하얘져 그 뒤 의사가 무슨 말을 했는지, 어떻게 집으로 돌아갔는지조차 기억나지 않는다"라고 하는 경우가 드물지 않다. 이 때 의사가 주는 정보는 환자의 생사에 관한 내용이거나 장기간 치료의 필요성에 대한 내용인 경우가 많은데, 환자는 심한 스트레스를 받는 상황에서 이런 정보를 받게 되는 것이다. 그러므로 나쁜 소식을 전하는 방법, 즉 커뮤니케이션 기술이 특별히 중요하다.

3. 커뮤니케이션이란?

커뮤니케이션의 어원은 라틴어 '코무니카레(communicare)' 로서, '공유하다' 라는 의미를 지니고 있다. 바람직한 커뮤니케이션이란 의사가 환자에게 일방통행 식으로 정보를 전달하는 것이 아니라, 환자

와 의사 간에 정보를 공유하기 위한 쌍방향의 교환이다.[8]

커뮤니케이션은 크게 두 가지로 나눌 수 있다. 대화나 문자, 인쇄물 등을 통한 언어적 커뮤니케이션이 있는 반면에, 얼굴 표정이나 시선, 음성의 크기나 톤, 몸짓이나 손짓, 제스처 따위의 수단에 의한 비언어적 커뮤니케이션도 있다. 환자―의사 간 커뮤니케이션에서도 양측은 언어적, 비언어적인 메시지들을 교환하고 공유하게 된다. 바람직한 커뮤니케이션이 이루어지는 데는 언어뿐 아니라 표정이나 자세, 몸짓, 말투, 어조와 같은 비언어적 메시지가 큰 역할을 한다. 예를 들어 눈앞에서 환자가 괴로운 표정으로 배를 쓰다듬으면서도 말로는 "괜찮습니다"라고 했을 때, 의사는 환자의 괜찮다는 말을 그대로 받아들이지 않을 것이다. 일상생활에서도 상대가 경직된 얼굴에 거센 어조로 "화나지 않았어!"라고 할 경우, 그가 정말 화나지 않았다고 생각하는 사람은 없다. 이처럼 감정을 동반한 커뮤니케이션에서는 언어적 정보 이상으로 비언어적 정보가 중요한 역할을 한다. 상대에게 주는 인상도 중요하므로 표정이나 몸가짐에도 유념해야 한다. 긍정적인 표정과 행동은 좋은 인상을 주지만, 무표정하거나 복장이 단정치 못한 경우에는 인상이 나빠진다.

지금까지 암 의료에서 환자―의사 간 커뮤니케이션을 말할 때는 '무엇을 말하고, 무엇을 말하지 않았는지', 즉 언어적 정보의 전달에 대해 중점을 두었다. 하지만 비언어적 커뮤니케이션의 중요성도 충분히 고려해야 한다. 그리고 커뮤니케이션은 당사자의 인간성이나 성격 등에 의해서만 규정되는 것이 아니라, 학습과 연습에 의해서 바뀔 수 있다. '커뮤니케이션 기술'이라는 말 자체가 그런 의미를 담고 있다.

면담 중 순간순간의 커뮤니케이션 행동에 어떤 의미가 있는지를 이해하고, 그것을 상대방도 잘 인식할 수 있도록 적절히 표현하는 것이 중요하다. 예를 들어, 의사가 환자에게 명료하게 질문을 하면 환자의 생각을 적절히 알아내고 이해할 수 있다. 환자의 기분에 대해 배려하는 가운데 전하고 싶은 내용을 전한다면 환자는 상황을 올바르게 이해하고 의사의 말을 납득하게 될 것이다. 이에 반해 적절한 맥락의 조성 없이 직설적인 커뮤니케이션만을 한다면 환자와의 신뢰관계를 쌓을 수 없다. 같은 말을 하더라도 환자 개개인마다 느끼는 바가 다르게 마련이다. 각각의 커뮤니케이션이 지닌 의미를 파악하고 진지한 태도로 환자를 대하는 것이 올바른 커뮤니케이션의 첫걸음이다.

4. 암 의료에서 나쁜 소식을 전할 때의 커뮤니케이션

이처럼 암 의료에서 환자에게 나쁜 소식을 전하는 일은 의료인에게 가장 힘들지만 자주 마주치게 되는 커뮤니케이션의 하나다. 그런데도 이에 대해 공부할 기회가 적었던 것이 의료계의 현실이다. 다음 장부터는 나쁜 소식을 전달할 때의 커뮤니케이션 방식에 대해 자세히 논의해 보고자 한다.

제2장

나쁜 소식 전달 커뮤니케이션에 관한 기존의 연구

1. 환자-의사 간 커뮤니케이션에 대한 연구

환자 · 의사 간 커뮤니케이션에 관한 선행연구를 간단히 살펴보면, 의사가 효과적으로 커뮤니케이션을 할 경우(예를 들어, 공감과 같은 기본적인 상담기술을 사용하고, 정보의 제공과 질문에 대한 대답에 충분한 시간을 할애할 경우), 환자가 면담에 대해 높은 만족감을 얻고, 치료에 잘 따르며, 전달된 정보를 잘 기억하고 이해하고, 심리적 스트레스가 줄어들게 된다.[1-5] 한편, 커뮤니케이션 훈련을 제대로 받지 못하였다고 느끼는 의료진은 업무만족도가 낮고, 소진감(burnout)과 우울, 불안이 높아지는 것으로 나타났다.[6,7]

2. 암 의료에서 나쁜 소식을 전할 때의 커뮤니케이션에 관한 연구

 암 의료에서 환자와 의사의 커뮤니케이션에 관한 선행연구는 다방면에 걸쳐 이루어져왔다. 여기서는 나쁜 소식을 전할 때의 커뮤니케이션을 다룬 연구들을 소개한다.

 Roberts 등(1994)은 수술 후 6개월이 지난 유방암 환자 100명을 대상으로 심리적 스트레스의 예측요인을 검토하였다. 그 결과 암 진단 당시 의사가 보인 커뮤니케이션 스타일이 환자의 심리적 스트레스와 연관되어 있다고 하였다.[4] Takayama 등(2001)은 의사가 검사결과를 알릴 때의 커뮤니케이션 스타일과 환자의 불안과의 상관관계를 알아보았다. 검사결과가 좋았던 경우에는 양자의 관련성이 드러나지 않았지만, 나빴던 경우에는 의사의 커뮤니케이션 스타일이 환자의 불안에 영향을 미치는 것으로 나타났다(그림 2-1).[5] 즉, 좋은 소식일 때는 의사의 커뮤니케이션 스타일이 환자의 정신건강에 영향을 주지 않는 반면, 나쁜 소식인 경우에는 의사의 부적절한 커뮤니케이션이 환자의 불안이나 스트레스를 악화시킨다는 것이다.

 그렇기 때문에 나쁜 소식을 전할 때 의사의 커뮤니케이션에 대한 여러 가지 가이드라인들이 제시되었다.[8-11] 그러나 이 가이드라인들은 의료진의 경험을 기초로 작성되었기 때문에 환자들의 의향과 항상 일치하지는 않는다.[2, 12-15]

 예를 들자면, Butow 등(1996)은 호주의 피부암 환자 88명과 유방

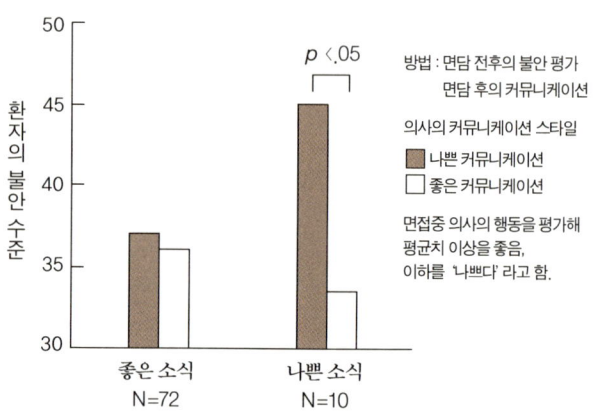

〈그림 2-1〉 나쁜 소식을 전할 때 의사의 커뮤니케이션 스타일과 환자의
불안 간의 상관관계 (참고문헌 5에서 수정 인용)

암 환자 56명에게 커뮤니케이션 가이드라인에 나와 있는 대로 나쁜 소식을 전달 받고 싶은지에 대해 질문하였다. 그 결과 "모든 정보를 전달 받기를 바란다"고 답한 환자는 78%, "가족들과 함께 전달 받기를 바란다"고 한 환자는 57%인데, "나쁜 소식을 전달 받을 때 다른 의료인과 함께 있기를 바란다"고 답한 환자는 13%밖에 안 되었다(표 2-1).[2] 필자들이 시행한 일본에서의 연구조사에서도 다른 의료인이 함께 자리하는 것을 원하는 환자는 많지 않았다. 손이나 어깨 접촉을 원하는 환자 역시 드문 것으로 나타났다. 가이드라인에서는 오해를 피하기 위해 애매한 말을 사용하는 일은 피하도록 되어 있지만, 환자의 입장에서는 적당히 완곡한 표현을 사용해주기를 바라는 것으로 보고되었다.[14, 15]

의사와의 커뮤니케이션을 통해 나쁜 소식을 듣고 삶에 영향을 받는

〈표2-1〉 나쁜 소식을 전할 때의 커뮤니케이션 가이드라인과 환자의 의향
(참고문헌 2에서 수정 인용)

권장되는 커뮤니케이션 방식	희망한다(%)
모든 정보를 전한다	78
직접 만나서 알린다	77
가족들이 함께 자리한다	57
다른 의료인이 함께 자리한다	13

연구방법 : 횡단적 설문지 조사
대상 : 피부암 환자 88명, 유방암 환자 56명

사람은 환자 본인이다. 따라서 나쁜 소식 전달방법에 대해 환자의 관점에서 이해하는 일은 매우 중요하다. 전달방법에 관한 환자의 의향을 분명하게 알아내어 그것을 근거로 가이드라인을 작성해야 한다.

커뮤니케이션은 개인의 인격이나 인간성에 따라 고정되어 있는 것이 아니며, 바뀔 수 있는 일종의 기술이다. 하지만 경험을 쌓는다고 반드시 커뮤니케이션이 향상되지는 않으며, 지식이 있다고 해서 행동이 바뀌는 것도 아니다.[16] 그러나 교육을 통해서는 향상되는 것으로 나타나,[3] 교육 프로그램의 필요성이 지적되고 있다.[17] 암 의료에 종사하는 의료인에게 커뮤니케이션 기술을 교육하는 방법으로, 유럽이나 미국을 중심으로 다양한 커뮤니케이션 기술훈련(communication skills training, CST) 프로그램이 개발되고 시행되고 있다.[18~29]

3. 문화에 따른 차이

커뮤니케이션에는 문화적인 차이가 있다. 나쁜 소식을 전할 때의 커뮤니케이션 역시 문화적으로 다른 점이 많다.[30-32]

미국 임상종양학회에 참가한 암전문의들을 대상으로 조사한 바로는, 유럽과 북아메리카 여러 나라의 의사들보다 그 밖의 지역의 의사들에게서, 예후가 좋지 않은 암의 경우 환자가 묻지 않으면 그 예후를 알려주지 않는다는 응답이 더 많았다. 비구미권에서는 구미권에 비해서 "가족들의 요구가 있으면 환자에게 알리지 않는다", "완곡한 표현을 사용한다", "환자의 희망을 저버리지 않기 위해 가능성이 없는 치료라도 하겠다" 등의 응답이 더 많은 반면, "치료를 하더라도 큰 효과가 없다는 사실을 알린다"는 응답은 더 적었다(그림 2-2).[33]

암환자에게 나쁜 소식을 전할 때의 커뮤니케이션에 대한 생각에서도 문화에 따른 차이가 지적되었다.[14] Parker 등(2001)은 미국 MD앤더슨 암센터에서 외래 통원치료 중인 암환자들을 대상으로 하여 나쁜 소식을 전달 받을 때의 커뮤니케이션에 대한 환자의 선호도를 알아보는 설문조사를 실시하였다. 그 결과, '전달 내용과 전달 방법', '정서적 지지', '환경조성'의 세 가지 요인구조를 지닌 것으로 나타났다.[34]

한편 동일한 설문지로 일본 국립암센터 동(東)병원에 외래 통원치료 중인 환자 529명을 대상으로 조사한 결과, '전달 방법', '전달 내용', '질문의 촉진과 질문에 대한 응답', '정서적 지지', '환경조성'

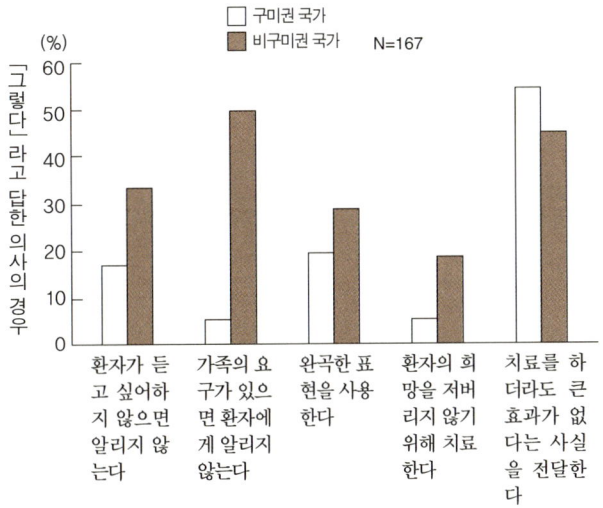

〈그림 2-2〉 의사의 나쁜 소식 전달 커뮤니케이션의 문화적 차이 (참고문헌 33에서 수정 인용)

의 다섯 가지 요인구조가 나타났다. 미국 연구와 비교해 보면 일본 암환자들이 원하는 커뮤니케이션은 ①요인 구조가 더 복잡하며, ② 의사가 질문을 하라고 권하기를 바란다는 새로운 요인이 추출되었고, ③ '정서적 지지' 요인의 기여도가 높았다. 즉 암환자들이 어떤 커뮤니케이션을 원하는지에 대해서도 문화에 따른 차이가 있음이 밝혀졌다.[14]

제3장

환자가 원하는 커뮤니케이션

1. SHARE란?

 의사가 암환자에게 나쁜 소식을 전할 때 환자들은 어떤 스타일의 커뮤니케이션을 원하는 것일까? 일본 국립암센터 동병원에서 42명의 외래 환자와 7명의 암전문의를 대상으로 면담조사를 하여 그 내용을 분석하였다.[1]

 그 결과 암환자가 나쁜 소식을 전달 받을 때 원하거나 원하지 않는 커뮤니케이션으로 70가지 항목이 작성되었고, 그것은 내용의 유사성에 따라 '지지적 환경조성(supportive environment, S)' '나쁜 소식 전달 방법(how to deliver the bad news, H)' '부가정보(additional information, A)' '안심시킴과 정서적 지지(reassurance and emotional support, RE)' 라는 네 가지 범주로 정리되었다.

면담조사에서 나온 70가지 항목으로 설문지를 만들어 일본 국립암센터 동병원의 외래 환자들을 대상으로 조사를 실시하였다.[2] 529명의 참가자로부터 얻은 설문자료의 요인분석 결과 역시 면담조사에서와 동일한 네 가지 요인이 추출되어 면담조사의 분석결과가 재확인되었다.

이 연구 결과를 바탕으로, 나쁜 소식을 전달 받을 때 환자가 원하는 바를 구성하는 네 가지 요인들을 영문 대문자를 따서 'SHARE'로 정리하였다. SHARE는 암환자에게 나쁜 소식을 전할 때 의사에게 필요한 효과적 커뮤니케이션의 태도와 행동을 의미한다.

1) 지지적 환경조성(Supportive environment, S)

[목표]
- 신뢰관계 형성
- 안정된 환경설정

[행동]

신뢰관계를 맺는다
- 환자를 정중하게 대한다.
- 말할 때는 환자 쪽을 향하고, 눈이나 얼굴을 보며 대화한다.
- 첫 대면에서 바로 나쁜 소식을 전하는 것은 가급적 피한다.
- 나쁜 소식을 전화로 알리는 것은 가급적 피하고 직접 만나서 전

한다.
- 나쁜 소식을 전하는 면담 중에는 가급적 전화를 받지 않고 불가피한 경우에는 양해를 구한다.
- 서로 친한 관계인 경우가 아니라면 환자의 손이나 어깨 등에 신체접촉을 하지 않는다.

분위기를 조성한다
- 나쁜 소식을 전하는 면담은 프라이버시가 보장되는 장소에서 한다.
- 의사와 환자가 앉는 위치에 대해 고려한다(첫 대면일 때는 적당한 거리를 두고, 손이나 어깨 접촉은 피한다).
- 충분한 시간을 할애한다(되도록 바쁜 외래 시간은 피한다. 저녁에 면담시간을 잡을 수도 있다).
- 다른 의료인(다른 의사나 간호사)이 함께 자리에 있어야 될 경우에는 그 이유에 대해서 설명하고 환자의 동의를 구한다.
- 나쁜 소식을 함께 전달 받을 사람에 대해 환자의 의사를 물어본다(가족들이 함께 있는 자리에서 전할지, 환자에게만 전할지, 혹은 환자보다 먼저 가족들에게 전할지 등).
- 검사결과는 최종 판단이 나온 후에 설명 받을 것인지, 일부라도 결과가 나오는 대로 설명 받을 것인지를 환자에게 물어본다.

2) 나쁜 소식 전달방법 (How to deliver the bad news, H)

[목표]
- 환자를 성의 있게 대한다.
- 환자가 이해하기 쉽게 설명한다.

[행동]

성의 있게 대한다
- 환자의 눈이나 얼굴을 보면서 말한다.
- 의사가 말할 때의 표정이나 어조가 여느 때와 다르지 않게 한다. 지나치게 감정적인 표현이나 언동은 삼간다.
- 정직하게 말한다.
- 분명한 표현을 사용한다.
- 단정적인 어조를 원하는 환자도 있고 원하지 않는 환자도 있으므로 환자에 뜻에 맞춘다.
- 초조한 모습으로 대응하지 않는다(환자의 말을 도중에 끊거나, 다리를 떨거나, 펜을 돌리거나, 컴퓨터 마우스를 만지작거리는 일 등은 삼간다).
- 나쁜 소식은 모두 전하는 것이 원칙이지만, 구체적으로 어느 정도의 정보를 전할지는 환자의 뜻에 따른다(예를 들면, 현 병세[진행 정도, 증상, 증상의 원인, 전이된 곳 등], 완치될 전망[판명된 치료 효과나 치료 성적], 남은 시간 등).

이해하기 쉽게 설명한다

- 나쁜 소식을 전하기 전에, 환자에게 자신의 병명과 병세를 어떻게 알고 있는지, 지금까지의 경과에 대해 알고 있는지, 면담의 목적을 파악하고 있는지 등 상황인식에 대해 알아본다.
- 전문용어는 피하고 쉬운 말을 사용한다. 전문용어를 썼을 경우에는 환자가 이해했는지를 알아본다.
- 정중한 태도로 나쁜 소식을 전한다.
- 환자가 언제라도 질문할 수 있음을 알려준다.
- 환자의 이해 정도를 확인하면서 나쁜 소식을 전한다(가끔 "이해가 되십니까?"라고 물어보고, 지금이 아니라 나중에 듣는 것도 가능하며, 간호사에게도 질문할 수 있다는 점을 알려준다).
- 일방적으로 이야기하지 말고, 질문은 없는지(예를 들면 "물어보실 것이 있습니까?"), 말하는 속도가 적절한지("제 말이 너무 빠르지 않습니까?"), 환자의 심정은 어떤지("지금 심정은 어떻습니까?") 등을 확인하면서 말한다. 이 과정에서 환자가 어떤 정보를 얼마나 알고 싶어하는지를 알 수 있다.
- 환자의 질문에 충분히 대답한다.
- 요점을 정리해서 되짚어준다 (중간 중간에 한 번씩 "지금까지 드린 말씀을 정리해 보면……" 하는 식으로 요약하여 말한다).
- 환자 본인의 검사 수치나 영상을 보여주면서 설명한다.
- 필요에 따라 메모지에 쓰면서 설명하고, 그 메모지를 환자에게 준다.

3) 부가정보(Additional information, A)

[목표]
- 앞으로의 치료방침과 더불어 병이 환자 개인의 생활에 주게 될 영향 등 환자가 알고 싶어하는 내용을 다룬다.
- 환자가 마음 놓고 상담하거나 관심사를 이야기할 수 있는 분위기를 만든다(질병뿐만이 아니라 사람에 대해 관심을 갖고 있고 배려한다는 점을 보여줄 수 있다).

[행동]
환자의 의사를 파악한다
- 의사결정을 내리는 데 누가 관여할 것인지는 환자의 뜻에 따라 달라진다. 치료법을 선택할 때 환자의 생각을 존중하고 의사를 파악한다(환자 혼자서 결정할지, 의사가 결정할지, 가족들이 결정할지, 함께 결정할지 등).

의학적 정보를 제공한다
- 앞으로의 치료방침에 대해 설명한다.
- 환자가 현재 선택할 수 있는 치료법에 대해 설명한다.
- 치료의 위험성이나 부작용에 대해서도 설명한다.
- 의사는 어떤 치료법을 권하는지 알려준다.
- 다른 의사의 의견(세컨드 오피니언)을 구할 수 있다는 것을 알려

준다.

사회적 정보를 제공한다
- 환자가 이용할 수 있는 서비스나 지원(의료비 지원, 가정간호, 사회복지서비스, 심리상담 등)에 관한 정보를 제공한다.
- 앞으로의 생활이나 일에 대해서도 이야기를 나눈다.

환자가 원하는 정보를 제공한다
- 전문적인 의학정보
- 표준치료 외의 치료도 포함한 최신 치료법(미승인 약물, 임상시험 등)
- 암에 관한 정보 수집 방법(책과 인터넷 등)
- 그 밖에 환자들이 자주 질문하는 것
- 민간요법이나 대체보완요법

환자가 대화하고 싶어하는 주제를 선택한다
- 환자가 질문하기에 편안한 분위기를 만든다(예를 들어, 환자가 말할 때는 '경청기술'을 사용한다. 충분한 시간을 갖는다).
- 언제나 어떤 내용의 화제라도 받아들일 준비가 되어 있음을 전한다(예를 들면, "궁금하신 점이 있으면 언제든지 말씀해주십시오." "어떤 것이든 상관없습니다." "다른 환자분들에게선 ……에 관한 질문을 많이 받았습니다.").

- 대화하는 틈틈이 질문을 한다("그 밖에 알고 싶은 점은 없습니까?" "마음에 걸리는 일이라도 있습니까? 어떤 일이지요?" "달리 걱정되는 일은 없습니까?" 등).

4) 안정시킴과 정서적 지지
(Reassurance and Emotional support, RE)

[목표]
- 환자의 심정을 파악한다.
- 공감(상냥함, 배려)을 나타낸다.
- 가족들에 대해서도 배려한다.

[행동]
환자의 심정을 파악한다
- 환자의 기분을 탐색한다(예컨대 "지금 심정이 어떠십니까?", "마음이 아주 안 좋으시지요?").
- '예, 아니오'로 대답하게 만드는 폐쇄형 질문 보다는 개방형 질문을 이용하여 환자의 걱정을 파악한다("걱정되는 일은 무엇입니까?" 혹은 "가장 마음에 걸리는 것은 무엇입니까?" 등).

공감(상냥함, 배려)을 나타낸다
- 환자가 감정을 표현하면 그냥 받아들인다(공감하는 표정으로 침

묵을 유지하거나, 환자의 감정을 의사 자신의 이야기로 표현한다. "쉽게 잠들지 못한다는 건 괴로운 일이지요" 하는 식으로).
- 나쁜 소식 때문에 상한 마음을 위로한다(예를 들면, "힘드시지요?" "혼란스러우십니까?" "많이 놀라셨겠군요" 등).

환자의 심정에 대해서 배려한다
- 환자의 마음을 편하게 해줄 말을 건넨다(일상적인 말이나 계절 인사, 환자의 개인적인 관심사에 대한 언급 등. 예컨대 "오래 기다리셨습니다", "요즘 날씨가 쌀쌀한데 감기는 걸리지 않으셨습니까?", "무더위가 계속되고 있는데 밤에는 잘 주무십니까?").
- 환자에게 마음의 준비를 시키는 말을 한다("중요한 드릴 말씀이 있습니다", "유감입니다만……", "조금 유감스러운 말씀을 드려야겠습니다", "지금 시간은 충분히 있으십니까?" 등. 가족들이 함께 자리할 것을 권유한다).
- 내용을 분명하게 전달하기 위해서 '암'이라는 단어를 최소한 한 번은 사용해야 한다. 하지만 '암'이라는 말을 너무 되풀이해서 쓰면 환자가 괴롭기 때문에 두 번째부터는 '암'이 아니라 '종양'이나 '이 병'이라는 말로 대신해도 된다. 그 밖에 '호스피스'는 'OOO병원(구체적인 병원 이름)'으로, '완화의료 의사'는 '통증 전문가', '말기'는 그냥 '병'으로, '생존'은 '치료가 효과 있었다', '치료 중단'은 '치료를 계속할 수 없다'로, '죽는다'거나 '사망'은 '심장이 멎다'나 '호흡이 멎다' 혹은 '숨이 멎다' 등으

로 바꾸어 표현하는 것도 좋다.
- ◈ 각각의 검사결과와 최종 판단에 이르기까지의 정보를 조금씩 나누어서, 단계적으로 환자의 기분 상태를 알아보면서 전한다.
- ◈ 희망을 버리지 않도록 말한다(예를 들면, "암을 정복하는 치료보다는 통증을 없애는 치료에 중점을 둡시다" 등 항암치료 외에도 가능한 의료행위가 있다는 사실을 알리고 현재 상태에 대한 대책을 이야기한다).
- ◈ 환자에게 희망을 주는 정보도 제공한다("다행히 뼈로는 전이되지 않았습니다." "통증은 사라졌지요.").
- ◈ 나쁜 소식을 전한 다음에는 환자의 심정을 지지하는 말을 건넨다("우리 함께 노력해 봅시다." 등).
- ◈ 마지막까지 책임지고 치료할 것이며 환자를 방치하지 않겠다는 다짐을 표현한다(예컨대 "우리 진료팀은 ○○○씨의 병이 좋아질 수 있도록 끝까지 노력하겠습니다" "궁금하신 점이나 원하시는 것이 있으면 전화로라도 상담해 드리겠습니다" "병원을 옮기기를 원하신다면 전원할 곳을 함께 찾아봅시다" 식으로).

가족들에 대해 배려한다
- ◈ 가족들에게도 수시로 관심을 가지고 이야기를 나눈다.
- ◈ 얼마나 이해하고 있는지, 질문이 있는지 알아본다(예를 들면, "가족분들도 이해하셨습니까?" "가족분들은 질문 없으십니까?").

지금까지 알아본 SHARE의 네 가지 요인을 실제 면담에서는 어떻게 이용할 수 있는지, 면담의 순서에 따라 기승전결로 요점을 정리하면 다음과 같다.

- **준비단계: 중요한 면담이라는 사실을 알린다**

우선 나쁜 소식을 전할 가능성이 있는 면담을 하기 전에 "다음 면담이 중요하다"는 점을 알린다. 가족들의 참석을 권해서 다음 면담이 중요하다는 것을 환자가 알아차리게 하는 것도 좋다.

프라이버시가 보장되는 면담실과 충분한 시간을 미리 확보해 둔다. 면담이 중단되는 것을 막기 위해 직원들에게도 협조를 구하고, 전화벨이 울리지 않도록 배려한다. 면담 중에 꼭 전화를 받아야 할 경우에는 먼저 환자나 가족들에게 양해를 구한 후에 받도록 한다. 의사에 대한 환자의 신뢰는 의학적 전문성뿐 아니라 일상 진료 때의 인사나 표정 등에 의해서도 쌓이게 되므로, 몸가짐에 유념하고 시간을 엄수하는 등 커뮤니케이션의 기본을 염두에 둔다.

- **1단계(起): 면담을 시작한다** (환자가 면담실에 들어온 뒤 나쁜 소식을 전할 때까지)

면담의 도입부에서부터 느닷없이 나쁜 소식을 전하지 말아야 한다. 일상적인 인사와 '경청기술(개방형 질문, 시선 맞추기, 환자의 이야기를 가로막지 않기, 환자의 말을 따라 하며 공감을 표시하기 등)'을 사용한다. 중요한 면담을 할 때 환자는 긴장하게 마련이므로, 경청기술을 사용해 환자의 이야기에 주의를 기울이고 있다는 것을 환자에게 전달되도록 한다. 환자가 스스로 이야기하도록 격려함으로써 환자의 긴장을 완화시켜 그가 가장 걱정하는 바를 알아내고 신뢰관계를 쌓도록 한다. 환자의 의향에 따라 가족들의 참석을 권하고, 가족들에 대해서도 배려하는 것이 바람직하다.

  이 단계에서 환자가 자신의 병을 어떻게 인식하고 있는지 파악한다. 나쁜 소식을 전달 받는 환자의 정신적 스트레스의 강도는 소식의 내용만으로 결정되는 것이 아니다. 환자의 이해 정도나 기대, 그것이 의학적 현실과 얼마나 거리가 있는가에 따라서도 달라진다. 나쁜 소식을 들을 마음의 준비가 되어 있는지를 파악하고, 환자가 사용하는 어휘에 주의를 기울여 보면 현실과의 거리를 어떻게 메울지 전략을 세울 수 있다. 소식을 쉽고 자세히 전할 것인지, 전문용어를 어느 정도 섞을 것인지, 무엇을 어느 정도 전할 것인지를 정한다.

- 2단계(承): 나쁜 소식을 전한다

  먼저 경고성의 말을 함으로써 환자에게 마음의 준비를 시킨다. 나쁜 소식은 분명하게 전하는 것이 중요하다. 예를 들면, 암이라는 사실을 전할 때에는 '암'이라는 단어를 정확히 사용한다. 모호하게 말해 주기를 바라는 환자는 거의 없다. 단, 첫 면담 중에 '암'이라는 말을 여러 번 반복하는 것은 적절하지 않다. 두 번째부터는 '이 병'이나 '이 종양' 등으로 바꿔 표현하는 쪽이 바람직하다. '악성종양'이라는 말은 '암'으로 받아들이지 않는 경우도 적지 않게 있는 반면, '암'이라는 말은 환자의 마음에 상처를 주므로, 한 차례 분명하게 알려준 뒤에는 적절히 완곡한 표현을 사용함으로써 환자의 심리적 부담을 줄여준다.

나쁜 소식을 듣고 나면 환자에게는 다양한 감정이 일어난다. 대체로 부정적인 감정이다. 그런 감정을 위로해 주는 일 또한 중요하다. 예를 들면, 침묵의 시간(5~10초)을 갖고 환자가 말을 할 때까지 기다려주는 것만으로도 환자에게 공감하는 태도를 보여줄 수 있다. 이런 태도는 환자와 의사 사이에 끈끈한 신뢰관계를 다져준다. 일단 신뢰가 쌓이면 그 뒤에 다른 곤란한 상황에 직면해도 원활한 커뮤니케이션을 기대할 수 있다. 환자가 분노와 같은 격한 감정을 오래도록 드러내는 것은, 이러한 신뢰관계를 쌓는 일에 실패했거나 그것이 충분치 못했던 점이 원인이 된 경우가 많다.

• 3단계(轉) : 치료를 포함한 앞으로의 일에 대해 이야기한다

일단 나쁜 소식을 전한 후에는 앞으로의 치료법이나 대처 방법에 대해서도 이야기하는 것이 좋다. 우선은 치료에 대해, 그리고 병이 환자의 일이나 가정 등 일상생활에 미치는 영향에 관해 대화를 나눈다. 환자는 의사와 다양한 종류의 이야기를 나누고 싶어한다. 그것이 현실적으로 어려운 경우에는 치료팀과 따로 접촉할 수 있다는 것을 알려주고 정신과의사나 영양사와 같은 전문가를 소개해주는 것도 효과적이다. 초진의 경우에는 세컨드 오피니언에 대해서도 적극적으로 설명하는 편이 좋지만, 장기적인 치료관계에 있는 경우에는 버림받았다

는 느낌을 줄 수 있으므로 그다지 바람직하지 않다.

• 4단계(結) : 면담을 정리한다

지금까지의 면담내용을 요약하여 환자에게 말해준다. 면담내용을 간단히 정리해줌으로써 환자가 얼마나 이해했는지를 파악할 수 있다. 글로 쓰면서 설명한 경우에는 그 메모지를 환자에게 넘겨준다. 책임을 가지고 진료에 임하겠다는 자세를 보여주는 일이 무엇보다도 중요하다.

커뮤니케이션에는 모든 환자가 원하는 점이 있는가 하면 환자마다 원하는 바가 다른 경우도 있다. 개개인의 의향을 파악할 수 있도록 늘 관심을 기울이고 그에 따라 커뮤니케이션을 실천하는 일이 중요하다.
아래에서는 암 의료에 있어 대표적 '나쁜 소식'인 '암 진단 통고', '암 재발 통고', '적극적 항암치료 중단 통고'를 예로 들어, 각 시기마다 강조되는 SHARE의 포인트를 간단히 살펴본다.

2. SHARE 방식의 암 진단 통고

암 진단을 알리는 면담은 대개 두세 번 진찰을 받은 시점에 이루어지기 때문에 일반적으로 아직 의사와 환자 간의 신뢰관계가 형성되어 있지 않다. 암 진단이 의심되어 의뢰되어 왔을 때에는 초진인 경우도 있다. 따라서 더더욱 적극적으로 신뢰관계를 형성하려는 노력이 필요하다. 의사가 자기소개를 하고 환자의 이름을 정중하게 부르며 말투와 행동을 예의 바르게 하는 것이 신뢰관계 형성에 도움이 된다.

대부분 이런 경우의 환자는 암에 관한 지식이나 경험이 없어서 통고 받는 내용을 잘 이해하지 못한다. 이런 환자에게 암 진단을 통고하는 커뮤니케이션은 지극히 어려운 기술의 하나다.

환자의 성향을 충분히 파악하지 못한 상황에서는 환자가 면담내용을 얼마나 이해할지, 그 반응이 어떠할지 예측하기 어렵고 환자가 바라는 것이 무엇인지 파악하기 힘들다. 그러나 환자 역시 의사의 반응에 예민하게 주의를 기울이며 의사가 어떤 사람인지 판단하려 하고 있다. 이런 점을 유념하여 환자와 커뮤니케이션을 할 마음의 준비를 해야 한다.

면담시간에 가족들이 함께 자리하는 것이 어떤지에 대해 적극적으로 물어본다. 정보의 공유자가 늘어남으로써 환자가 면담내용을 이해하는 데 도움이 되기 때문이다. 가족들의 참석을 권유하는 것은 중요한 이야기임을 암시하는 효과와 나쁜 소식이라는 사실을 일러주는 효과도 있다.

지금까지의 경과를 개방형 질문을 통해 물음으로써 자신의 병에 대한 환자의 인식 정도를 파악할 수 있다. 또한 환자가 사용하는 어휘나 이야기하는 방식을 관찰함으로써 앞으로 어떻게 커뮤니케이션을 해나갈지 전략을 세울 수 있다.

환자가 다른 의사의 진단이나 의견을 구하겠다는 말을 먼저 꺼내기 어려워할 수가 있으므로 의사가 먼저 그래도 된다고 말해주고, 언제라도 소견서를 발급해줄 수 있다는 점을 알린다. 이로써 환자의 의향을 존중하는 자세나 진료에 대한 자신감을 보여줄 수 있어 신뢰를 얻는 기회가 되기도 한다.

3. SHARE 방식의 암 재발 통고

재발 소식을 듣게 될 때, 일반적으로 환자는 암에 대해 어느 정도 정리된 지식을 지니고 있다. 처음 치료 때와 달리 의사와 환자의 관계가 형성되어 있는 경우가 많다. 의사는 환자의 의향을 웬만큼 추측할 수 있고 환자 역시 의사를 어느 정도 이해하고 있을 것이므로 꼭 말이 아니어도 비언어적인 커뮤니케이션이 한층 중요해진다. 그러나 환자의 생각이나 태도는 변할 수 있으므로 너무 고정관념을 바탕으로 커뮤니케이션을 하면 안 된다.

암이 재발했다는 사실을 전할 때 환자에게 꼭 알려야 하는 것은 재발이 무엇을 의미하는가 하는 것이다. 즉, 일부 암을 제외하면 지금까지의 목표였던 완치는 이제 바랄 수 없다는 사실을 분명하게 알린다. 앞으로의 치료 목표는 암을 어떻게 조절할 것인지, 암을 가지고 있으면서 어떻게 살아갈 것인지로 바뀐다는 요지의 이야기를 해준다. 환자가 지적으로나 정서적으로 충분히 준비되어 있는지도 파악해야 한다. 머리나 말로는 이해할 수 있어도 마음이 따라가지 못하면 그 의미를 온전하게 납득하기 어렵다.

환자의 신체 증상이 조절되고 있고 정신적으로 안정되어 있는 시기에 적당히 기회를 봐서 최악의 사태인 적극적 항암치료의 중단의 가능성에 대해서도 미리 이야기를 해둔다. 다음 차례의 '나쁜 소식'에 대한 준비를 이 단계부터 미리 시작하는 것이 중요하다.

4. SHARE 방식의 적극적 항암치료 중단 통고

적극적 항암치료를 중단하는 문제를 제기하는 면담을 할 때 자주 생기는 문제는 환자나 가족들이 그 제안을 받아들이지 않고 더 적극적인 치료를 원하는 상황이다. 그럴 때에는 환자 입장에서 환자가 치료를 중단할 수 없는 이유를 파악하는 데서부터 일을 풀어나가야 한다.

환자마다 다른 이유가 있다. 가족들의 의사를 존중해서 그럴 수도 있고, 오해로 인해 그럴 수도 있다. 머리로는 상황이 이해되어도 마음이 따라가지 못하는 경우도 있을 것이다. 따라서 차분하게 환자나 가족들의 말, 특히 그들의 '마음'에 귀를 기울이는 것이 중요하다. 재발 후 얼마 되지 않은 단계부터 적극적 항암치료를 중단하는 시기에 관한 이야기와 그 후의 생활에 대한 이야기를 나누다 보면 그런 상황을 어느 정도는 피할 수 있다.

적극적 항암치료를 중단한 뒤 어떤 삶이 기다리고 있을지 예상하기 어려운 것도 사실이므로(이에 따른 불안으로 인해 항암치료를 중단하지 못하는 경우도 적지 않다), 그 시기의 생활에 대한 정보를 제공하고 현실적으로 가능한 범위 안에서 바람직한 투병생활을 어떻게 이어갈지에 대해서 환자와 가족들, 의료진이 대화를 나누도록 한다.

또한 초진 시부터 지금에 이르기까지의 경과(암의 진단 과정, 재발 경위, 각 치료의 목적, 효과, 부작용, 신체상태의 변화 등)를 함께 되돌아보고, "꿋꿋하게 잘 견뎌오셨습니다"라고 환자와 가족들이 걸어온 길을 긍정적으로 인정하는 것이 그들이 현재의 상황을 받아들이는 데 도움이 된다.

환자가 "앞으로 얼마나 더 살 수 있습니까?" "저는 이제 죽는 것입니까?"와 같은 어려운 질문을 할 수도 있고, 버림받은 느낌과 분노의 감정을 드러내는 경우가 있다. 이처럼 어려운 커뮤니케이션에 관해서는 나중에 자세히 살펴보기로 하겠다.

제4장

SPIKES, 미국·캐나다식 방법

미국에서조차도 1960년대가 될 때까지 암 통고나 충분한 설명이 제대로 이루어지고 있지 않았다. 1960년대에 들어서자 민권운동이 고조되었고, 그와 더불어 환자의 인권을 중시하는 운동도 일어났다. 의료에서 의사결정을 할 때 의사들의 가부장주의(paternalism)적인 행태가 비판을 받게 되었다. 환자의 의식이 높아짐에 따라 의료소송이 늘어났다. 의사가 설명을 제대로 했는지, 환자가 동의했는지 등에 관한 법적인 기준도 엄격해졌다. 의료소송에서 판단기준으로 확립된 것이 '사전동의(informed consent)'의 원칙이다. 이것은 생명윤리에 관한 뉘른베르크 강령을 참고로 하여 만들어진 것이다.[1]

환자에게는 '진실을 알 권리'가 있고 의사에게는 '설명할 의무'가 있다. 환자의 동의가 있어야 위법성이 조각(阻却)되어 침습적인 의료행위에 대한 상해죄를 묻지 않게 된다. 그러나 동시에 환자에게는 '진실을 알 권리를 포기할 권리'나 '진실을 통고 받지 않을 권리'도 있다.

　미국과 캐나다는 이민사회이기 때문에 환자나 그 가족들은 문화적 배경이 다양하다. 1970년대에는 나쁜 소식을 부적절하게 전달 받은 정신적 충격으로 고통을 받는 환자나 가족들이 많았다. 이러한 상황에서 나쁜 소식을 환자에게 적절히 전하기 위한 실천적 가이드로 개발된 것이 SPIKES 프로토콜이다. 이 약어는 Setting, Perception, Invitation, Knowledge, Emotion/Exploration/Empathy, Strategy/Summary의 머리글자를 모은 것이며, 학생과 전공의를 대상으로 한 의료면담과 나쁜 소식 전하기 강좌들을 바탕으로 발전해왔다. 캐나다 토론토대학의 종양내과의사인 Robert Buckman을 중심으로 하여 생명윤리 연구자, 정신과의사 등 다양한 사람들이 SPIKES 개발에 관여하였다. 그 과정에서 특히 환자에게서 배운 점이 많았다고 Buckman은 저서에서 밝히고 있다.[2]

1. 나쁜 소식을 전하는 방법

　SPIKES는 나쁜 소식을 전하는 적절한 단계를 정리한 프로토콜(가이드라인)이다. 의료인이 나쁜 소식을 전할 때 보다 자신감 있게 환자를 도와줄 수 있도록 만들고, 환자와 가족들이 원하는 것을 더 많이 반영하자는 것이 그 목적이다.

　SPIKES는 6단계로 되어 있으며(표4-1), 나쁜 소식을 전할 때 꼭 알아야 할 내용들이 포함되어 있다. 2001년 미국임상종양학회(ASCO)에서 발간된 공식 커리큘럼에도 채택되었다.[3] 이번 장에서는 SPIKES의 단계별로 그 내용에 대해서 설명하고 동시에 주의해야 할 점도 살

〈표 4-1〉 SPIKES 각 단계의 요약 (참고문헌 2에서 수정 인용)

> **Spikes : 면담의 설정**
>   1) 환경조성
>   2) 타이밍 맞추기
>   3) 환자의 말에 대해 경청기술을 사용
>
> **sPikes : 병세에 대한 인식 정도 파악**
>
> **spIkes : 환자가 얼마나 알고 싶어하는가를 파악**
>
> **spiKes : 정보의 공유**
>   1) 전달할 내용(진단, 치료계획, 예후, 도움)을 결정
>   2) 병에 대한 환자의 인식과 이해 정도에 따라 시작
>   3) 정보의 제공
>   • 정보를 조금씩 제시
>   • 의학용어를 일상용어로 풀어서 설명
>   • 그림을 그리거나 소책자를 이용
>   • 환자의 이해 정도를 반복해서 확인
>   • 환자의 말을 경청
>
> **spikEs : 환자의 감정의 탐색 및 그에 대응**
>   환자의 감정에 관심을 갖고 환자를 배려하는 마음을 표현
>
> **spikeS : 향후의 계획수립 및 면담 요약**
>   1) 향후의 계획수립
>   2) 면담 정리 및 추가 질문 여부 확인
>   3) 다음 약속 정하기 및 면담 종료

펴본다.

1) S: Setting(면담의 설정)

SPIKES의 첫 글자 S는 '설정(setting)'을 의미한다. 나쁜 소식을 전할 분위기를 조성하고, 타이밍을 맞추고, 환자의 말에 대한 경청기술을 사용하는 것이 이 단계에서 필요한 일이다. 프라이버시가 보장되는 조용한 장소를 정하고, 환자와 적당한 거리를 두고 앉아서 시선을 맞추며, 환자와의 사이에는 장애물을 두지 않는 등의 배려가 필요하다. 입원 중인 경우는 개인면담실에서 이야기하는 것이 좋다. 독립된 공간이 없을 때에는 침대 주위의 커튼을 쳐서 환자의 프라이버시를 지켜준다. 필요에 따라 가족들이나 친구를 함께 자리하도록 권한다.

나쁜 소식을 전하는 타이밍도 중요하다. 환자의 병세, 정신상태, 질환의 긴급도, 검사상황 등을 종합적으로 고려하여 판단한다. 면담 시작 전에 차트나 X선 사진 등을 확인하고, 환자의 문제점과 전달할 내용을 파악해둔다.

'경청기술'을 작동시키기 위해서는 환자와 좋은 관계를 맺는 일이 중요하다. 초진 때에는 자기소개를 하고, 환자의 치료에서 자신이 하는 역할을 분명하게 해둔다. 자기소개는 일반적으로 인간관계의 기본이지만, 일본의 경우 '의사가 먼저 인사'하는 일은 드물다. 의료 종사자는 자기소개를 습관화해야 한다.

환자의 말을 경청하는 기술로는, 시선을 맞추며 환자의 말에 고개를 끄덕이고, 개방형 질문을 사용하고, 환자가 한 말을 반복해서 따라 하는 것 등이 있다. 환자의 말을 가로막지 않는 것이 중요하다.

> S의 예

"○○○씨지요? 호흡기내과의 ○○○입니다. 안녕하십니까?"
"기분은 어떠십니까?"
"몸 상태는 어떻습니까?"

2) P: Perception(병세에 대한 인식 정도 파악)

SPIKES의 P는 병에 대한 환자의 '인식(perception)' 정도를 알아보는 단계이다. 나쁜 소식이 왜 나쁜지는 '환자의 인식과 현실과의 차이'에 달려 있다. 나쁜 소식의 본질과 관련되는 단계이다. 환자가 자신의 병세에 대해서 얼마나 심각하게 생각하고 있는지를 알아보고, 환자의 교양 수준이나 감정, 어휘구사 등을 파악하는 것도 이 단계에서 해야 할 일이다.

병세에 대한 환자의 인식을 알아보고 현실과의 차이를 메우면서 나쁜 소식을 전달해야 한다. 환자의 이해 정도에 맞추어 설명하기 위해서 매우 중요한 단계이다.

> P의 예

"전에 다니시던 병원의 의사선생님에게서 어떤 설명을 들으셨습니까?"

"지난번에 말씀 드렸던 것을 기억하고 계십니까?"

"자신의 병세에 대해서 어떻게 생각하셨습니까?"

"맨 처음 증상이 나타났을 때는 어떤 병이라고 생각하셨습니까?"

3) I: Invitation(환자가 얼마나 알고 싶어하는가를 파악)

SPIKES의 I 는 '초대(invitation)'를 뜻한다. 의사의 초대가 아니고 '환자의 초대'라는 점에 유의해야 한다. 환자가 어느 정도의 정보를 알고 싶어하는지를 확인하는 단계이다.

초대를 이끌어내는 목적은 환자가 어느 정도의 정보를 원하는지, 나쁜 소식을 들을 마음의 준비가 되어 있는지를 확인하려는 것이다. 환자가 알고 싶어하는 정보는 병의 진행경과에 따라 변한다는 사실을 알아야 한다.

가족들과 환자 본인의 생각이 다를 수 있는데, 이것은 환자의 초대를 받는 것으로 해결할 수 있다. 암을 진단하고 나서 먼저 가족에게 설명한 뒤 환자 본인에게도 알려야 할지 가족들의 의향을 물어보는 순서를 밟는 경우가 많았다. 하지만 진단 결과를 환자에게 알리지 않는 것은 윤리적으로나 법적으로나 문제가 있다. 의사 입장에서 나쁜 소식을 환자 본인에게보다는 가족들에게 전하는 쪽이 더 마음이 편할 수도 있지만, 경우에 따라서는 환자 본인보다 가족들이 더 심한 정신적 타격을 받는 수도 있다.[4] 나쁜 소식은 환자 본인에게 전하는 것이 원칙이자 의사의 책임이다.

환자의 초대를 받아 이야기를 하는 것은, 익숙지 않은 경우에는 매우 힘들게 느껴질 수도 있다. 하지만 이 단계는 환자의 의지에 따라 진료하는 데 매우 중요한 단계이다. 환자의 초대를 구한다고 해서 이것이 환자나 가족들에게 상처를 주는 일은 없다. 또한 이 단계를 밟음으로써 환자의 '알고 싶지 않을 권리' 즉 '진실을 통고 받지 않을 권리'를 존중할 수 있다. 아울러, 지금은 듣고 싶지 않더라도 나중에 들을 준비가 되면 설명해줄 수 있다는 점을 알리는 것도 중요하다.

I 의 예

"그러면 지금부터 검사결과에 대해서 설명해드릴까요?"

환자: "예, 말씀해주십시오." (이것이 '환자의 초대'가 된다)

"검사결과를 자세히 설명할까요? 아니면 짧게 요약해서 말씀 드릴까요?"

"병세에 대해 얼마나 알고 싶으십니까?"

"앞으로의 일반적인 경과와 예후에 대해 알고 싶습니까?"

4) K: Knowledge(정보의 공유)

SPIKES의 K는 '지식(knowledge)'을 의미한다. '정보의 공유' 단계이다. 앞의 단계를 거치면서 병세에 대한 환자의 인식(P) 정도를 확인했고, 앞으로 설명할 정보를 얼마나 알고 싶어하는지(I) 파악했으므로 이번 단계에서는 정보를 공유한다. 의사의 솜씨를 발휘하는 단계이다.

병명을 알고 있어도 그 예후에 관해서는 잘 모르는 경우가 많기 때문에, 치료하지 않은 상태에서 병이 어느 정도 진행되었는지, 치료의 의미와 목적은 무엇인지에 대해 의사와 환자가 정보를 나누는 것이다.

정보를 공유할 때는 환자의 인식과 이해의 정도에 따라 쉽게 설명하는 일이 중요하다. 병원에 있는 환자는 '이상한 나라에서 길을 잃은 이방인'과 같다. 의학용어는 의사에게는 익숙하지만 환자에게는 외국어나 마찬가지이다. 예를 들어 의학용어로 '침습적(invasive)'이라는 말이 있는데, 일반인에게 "신체에 대해 침습적인 치료입니다"라고 설명해주어도 쉽게 이해하지 못한다. 의학용어를 일상어로 번역한다는 생각을 가지고 설명해야 한다. 그림을 그리거나 책자를 이용해 알기 쉽게 풀어주기도 한다. 이때는 환자가 사용한 말을 그대로 쓰는 것이 좋다. 환자가 폐의 음영을 그림자라고 표현했다면 "폐의 그림자를 검사한 결과는······" 이라고 설명한다.

또, 정보를 조금씩 나누어 전달하면서 환자의 이해 정도를 계속 확인하는 것이 중요하다. 환자의 인식이 의학적 사실과 크게 다른 경우는 "놀라실지 모르겠습니다만" 하는 식으로 '경고'를 해가며 이야기를 진행한다. 이 '경고'는 환자가 나쁜 소식을 들었을 때의 정신적 충격을 줄이는 데 도움이 된다. 경고를 한 뒤에는 몇 초간 사이를 두고 나서 다시 설명한다.

앞에서도 언급했듯이 라틴어의 '코무니카레(communicare: 공유하다)'가 커뮤니케이션의 어원이다. 정보의 공유에서는 일방적인 것이 아니고 쌍방향으로 대등한 입장에서 이루어지는 것이 중요하다. 그러나 K 단계에서는 의사만이 환자의 정보를 알고 있으므로 그 관계가 대등하지 않다. 여기서 중요한 요소가 환자에 대한 배려이다.

> **K의 예**

"유감스러운 결과입니다만……" (사이를 둔다)
"솔직하게 말씀 드리자면……" (사이를 둔다)
"예상하셨던 결과인지 모르겠습니다만……" (사이를 둔다)
"지금까지 드린 말씀은 이해하셨습니까?"

5) E: Emotion(환자의 감정의 탐색 및 그에 대한 대응)

SPIKES의 E는 '감정(emotion)'이란 의미에 더해 '탐색(exploration)과 공감(empathy)'도 뜻한다. 환자가 나쁜 소식을 듣고 어떤 감정을 느끼는지 탐색하고 그에 대응하는 단계이다. 나쁜 소식을 전하는 면담에서 성공의 열쇠를 쥐고 있는 매우 중요한 단계이다. 하지만 경험이 많은 의사도 종종 이 점을 잊는다. 감정을 표출하는 일이 비교적 적은 동양인 환자에 대응하는 데 있어서 의료인이 이 단계를 의식하고 있는 것이 특히 필요하다.

환자가 감정을 드러내고 눈물을 흘릴 경우에는 "힘드실 것이라고 생각됩니다"와 같은 말을 해주는 것이 좋다. 환자의 기분에 대해서 배려해서 침묵을 지키면서 화장지를 꺼내 주는 것과 같은 비언어적·신체적 커뮤니케이션도 중요하다.

감정을 드러내지 않는 환자의 경우에는 "지금 어떤 생각을 하고 계신지 말씀해 주시겠습니까?"라는 식으로 말을 하는 것이 좋다 (exploration: 탐색).

이 단계에서는 의료인도 환자나 가족들의 감정에 영향을 받으므로, 자신의 감정을 스스로 살펴보는 일 또한 필요하다. 의료인 자신에게 부정적인 감정이 나타난 경우에는 원인이 무엇인지 스스로 분석해 보는 것이 좋다. 자신의 감정을 해석하는 동안에 마음이 침착해질 때가 많다.

감정에 잘 대응하기란 쉬운 일이 아니다. 하지만 그 대응이 적절한 경우 의사 자신이 환자에게 큰 정신적 지주이자 가장 효과적인 '치료약'이 된다. 환자로부터 깊은 감사를 받을 것이며 이것은 의사로서 느낄 수 있는 가장 큰 보람인 것이다.

E의 예

Exploration(탐색)의 예

"지금 심정이 어떻습니까?"

"그것은 어떤 의미입니까?"

"걱정되는 점을 말씀해 주시겠습니까?"

"그 점에 대해 좀 더 자세히 말씀해 주십시오."

Empathy(배려)의 예

"놀라셨겠군요."

"괴로운 생각을 하셨네요."

"……" (침묵을 견딘다)

"기대하신 결과는 아니었지요."

"저도 유감스럽게 생각합니다."

6) S: Strategy/Summary(향후의 계획수립 및 면담 요약)

SPIKES의 마지막 글자 S는 '전략(strategy)과 요약(summary)'을 의미한다. 나쁜 소식을 다 듣고 난 환자에게 앞으로의 계획을 이야기하고 면담 내용을 요약해주는 단계이다. 환자나 병원의 상황에 따라 전할 내용은 다르지만 기본적인 사고는 같다. 앞으로 환자와 함께 결정해나가야 할 계획들이 있다는 점을 분명하게 하는 것이다.

이 단계에서는 나쁜 소식과 관련한 앞으로의 방침을 분명하게 전하는 동시에 상황에 관한 환자의 이해 정도를 확인해야 한다. 면담에서 중요한 점들을 요약한 뒤, "다른 질문은 없습니까?"라고 묻는다. 당장은 질문이 없더라도 마음에 걸리거나 의문이 드는 부분은 나중에 언제라도 물어볼 수 있다는 것을 알려준다.

'적극적 치료의 중단'을 알리는 면담은 암 통고에 익숙한 의사에게도 쉽지 않은 일이다. 이런 면담이 "더 이상 당신에게 가능한 치료는 없습니다"라고 통고하는 데 그치면 안 된다. 환자가 느끼는 문제점이나 불안감을 충분히 이해한 다음, 앞으로의 방침을 분명하게 전달하면서 선택 사항도 제시해야 한다. 담당의사의 역할에 대해서도 이야기해둔다. 당장은 전문시설에서 말기요양을 하기 곤란한 경우에는 나중에 병원을 옮길 때 책임지고 소개하겠다고 말해준다. 호스피스 기관의 이용이 가능하다고 해도 환자의 집 근처에 다른 적당한 시설이 있는 경우에는 선택사항으로 알려준다. 무엇보다도, "최악의 사태에 대비하지만 최선의 상황을 기대한다"는 생각을 환자와 의료인이 공유하는 일이 중요하다.

마지막으로 다음 예약을 잡고 면담을 끝낸다. 다음 예약 없이 면담을 끝내서는 안 된다. 병원을 옮기는 등의 이유로 다음 예약이 없을 경우라도 "제 상담이 필요할 때는 언제든 연락 주십시오"라고 말해주는 것이 중요하다.

2. 마무리

일본에서 2001년에 시행된 설문조사에서 환자에 대한 병원의 '심리·사회적 지지'에 대해 '매우 불충분하다'와 '그리 충분하지 않다'라고 응답한 비율이 합해서 96%였다.[5] 환자와 가족들에 대한 지지는 의료인들에게 중요한 과제 중 하나이다. 나쁜 소식을 적절하게 전하는 일도 그 중의 하나이다.

SPIKES는 나쁜 소식을 전하는 과정에서 6단계가 각각 모두 중요하다. 그러나 이것은 어디까지나 가이드라인에 불과하다. SPIKES에 나와 있는 그대로 따르는 것만이 중요한 것은 아니다. 근거중심의학(evidence-based medicine, EBM)에서와 마찬가지로 SPIKES도 그 본질을 이해하고 눈앞에 있는 환자에게 응용하는 일이 더 중요한 것이다.

note

SPIKES와 SHARE의 관계는?

　SPIKES와 SHARE의 관계에 대해 부연설명이 필요할 것 같다. SPIKES는 Robert Buckman 박사가 처음 제창한, 나쁜 소식을 전할 때의 6단계 커뮤니케이션으로서〈표1〉, 미국임상종양학회(ASCO)에서 발행된 공식 커리큘럼에도 채택되었다. 기본적인 커뮤니케이션 기술인 CLASS를 〈표2〉에 요약했는데, CLASS의 각 요소를 면담의 시간순서에 따라 바꾸어 나열하고 강조점을 독립시켜 놓은 것이 SPIKES라 할 수 있다.

　한편 SHARE는 환자가 나쁜 소식을 전달 받을 때 의사에게 바라는 커뮤니케이션의 요소들이다. 즉, 환자의 의향을 반영한 커뮤니케이션 기술이다. 시간축은 고려되지 않는다. 특히 정서적 지지를 중시하고 있어, 면담의 시간 순서에 따라 바꾸어 나열해 보면 아래 그림과 같은 개념도가 된다.

　필자 등은 그동안 SPIKES 프로토콜을 이용한 커뮤니케이션 기술 훈련의 창시자 중 한 사람인 미국 MD앤더슨 암센터 정신과의 Walter Baile 교수에게 지도 받으며 커뮤니케이션 훈련을 실시해왔다. 이 과정에서 역할극을 할 때 자주 대화가 막히는 지점으로 P(인식)와 I(초대) 부분이 떠올랐다. 인식은 병에 대한 환자의 생각을 알아보는 단계이고, 초대는 환자가 나쁜 소식을 들을 준비가 되어 있는지

또 어느 정도의 정보를 원하는지 알아보는 단계이다. 이 두 단계는 매우 중요하지만 의료인들에게는 익숙하지 않다. 처음 교육을 할 때 P와 I가 너무 강조되면 매우 부자연스러운 면담이 될 수 있고 학습시간이 많이 소모된다. 따라서 나중에 주안점으로 강조하고 싶은 E(공감)에 사용할 시간이 크게 줄어든다는 단점이 있었다.

환자가 원하는 커뮤니케이션에 관한 필자 등의 조사연구 결과에 따르면 SPIKES 프로토콜에서 강조되는 여섯 가지 핵심요소 외에도 환자가 원하는 커뮤니케이션(예컨대 가족에 대한 배려, 일상생활에 미치는 영향에 관한 대화 등)이 있고, 정서적 지지는 면담 초기부터 줄곧 제공하는 것이 중요하다는 점, 문화적 배경을 고려한 커뮤니케이션이 필요하다는 점 등이 제기되었다. 이를 바탕으로 해서 SHARE라는 형태로 커뮤니케이션 기술을 정리하기에 이르렀다.

SPIKES와 SHARE 말고도 암 의료에서 커뮤니케이션 기술을 소개하는 문헌이 많이 있다. SHARE가 커뮤니케이션 기술에 관한 실마리의 하나가 되었으면 하는 바람이다.

〈표 1〉 나쁜 소식을 전하기 위한 SPIKES

S : Setting up the Interview 면담의 설정
P : assessing the patient's Perception 병세에 대한 인식 정도 파악
I : obtaining the patient's Invitation 환자가 얼마나 알고 싶어하는가를 파악
K : giving Knowledge and information to the patient 정보의 공유
E : addressing the patient's Emotions with empathic responses
　　환자의 감정에 대한 공감적 대응
S : Strategy and Summary 향후의 계획수립 및 면담 요약

〈표 2〉 기본적 커뮤니케이션 기술

C (Context)
　환경설정 — 가까이 앉는다, 인사한다, 비언어적 커뮤니케이션
L (Listening skill)
　경청기술 — 눈을 본다, 만진다, 개방형 질문, 인식의 확인, 중요한 말의 반복
A (Acknowledgement)
　공감을 표시하는 기술 — 환자의 기분을 살피고 이해한다, 환자의 기분에
　　　　　　　　　　　공감을 표시한다
S (Strategy)
　방침 — 치료계획에 대해 이야기한다, 협력해서 결정한다
S (Summary)
　요약 — 대화내용의 요약, 다음 면담의 약속

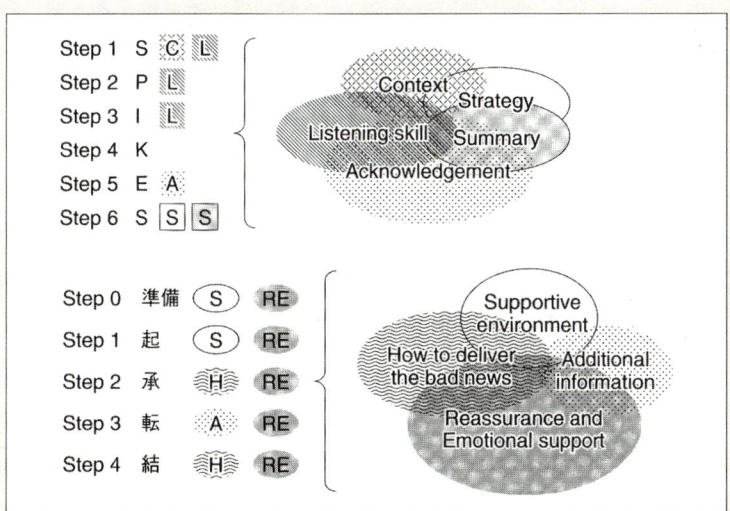

〈그림〉 SPIKES와 SHARE의 개념도

제5장

암의 진단, 재발, 말기의 심리적 반응

　사람의 마음을 세 글자로 표현할 때 '지(知)·정(情)·의(意)'라는 말을 사용한다. '知'는 지식, '情'은 감정을 가리킨다. 특히 '情'은 좋고 나쁨을 판단할 경우에 중요한 역할을 한다. '意'는 생각이나 의식이다.
　현대의 암 의료에서는 사전동의(informed consent), 즉 '설명과 동의'를 전제로 한다. 암 진단을 포함한 대부분의 (주로 나쁜) 정보를 환자에게 설명한 뒤 최종적으로 환자의 동의를 거쳐 치료를 시작한다. '설명과 동의'의 의미를 사람의 마음(지·정·의, 인지·정서·의지)에 대비시켜 보면, '情'이 빠져 있음을 알 수 있다. 설명의 대상인 정보라는 말에는 '情'이 들어가 있지만, 단순히 '설명'이라고 하면 획일적인 무기질의 '知'를 제공한다는 냉랭한 여운이 있다(그림5-1).
　원래는 환자의 감정을 이해하는 일도 '설명과 동의'에 포함되어 있을 것이다. 앞으로 의사는 '情'을 더욱 의식하면서 '설명과 동의'의

원칙을 실천하고, 모든 의료종사자가 '情' 이 담긴 커뮤니케이션 기술을 습득하기를 기대한다.[7, 8]

암 의료 현장에서 이런 커뮤니케이션이 촉진되기를 바라며, 암의 임상경과에 따라 볼 수 있는 통상적인 심리반응과 기본적 대응을 살펴본다.[1, 3, 4, 10]

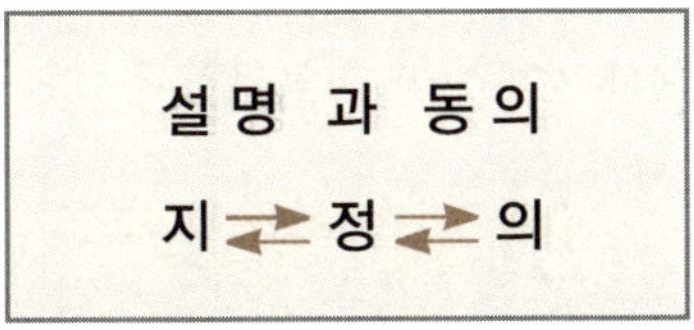

설 명 과 동 의
지 ⇌ 정 ⇌ 의

〈그림5-1〉 '설명과 동의' 와 사람의 마음(지 · 정 · 의)

1. 심리적 반응에 관련된 요인

암에 대한 환자의 심리적 반응은 그림 5-2에 나타난 바와 같이 '삶의 질'의 한 측면이지만, 암의 종류와 치료법에 따라 크게 영향을 받는다. 암은 발생한 부위나 경과의 시기에 따라 예후가 다양하며(완치에서 불치까지), 치료법에 따라 후유증도 다양하다. 특히 진행암이나 두경부암 환자는 심리적으로 적응이 힘들다.

신체 상태가 위중하여 적절한 증상완화나 재활을 할 수 없다면 심리적으로 당연히 영향을 받는다.[6] 통증이 없고 일상생활에 지장이 없으면 양호한 심리상태가 유지되는 경우가 많다.

심리 · 사회 · 행동학적 요인도 중요하다. 우선 발병연령을 들 수 있다. 각 연령대에는 그에 맞는 역할과 발달과제가 있는데, 암에 걸림으로써 그것의 수행에 큰 위기를 맞게 된다. 미성년 자녀를 둔 장년기의 환자, 특히 유방암 환자는 직업이나 경제, 가정과 관련된 현실적인 문제가 많으므로 그런 여건들을 잘 파악한 다음에 도와주는 것이 중요하다.

일반적으로 암이라는 큰 난관을 맞아서 이에 효과적으로 대처하는 방법은, 낙관적인 생각을 하면서 건설적이고 능동적으로 암 치료를 진행하고, 다른 사람들의 도움을 적극적으로 받아들이는 것이다. 현재까지 알려진 바로는 생존에 특별히 유리한 성격이나 대처방법은 없다. 그러므로 예를 들어 소심한 환자에게 갑자기 외향적인 성격으로 바꾸라는 식의 일은 피하는 것이 좋다. 환자에게는 지금까지 마주쳐 왔던 삶의 역경들에 대해서 나름대로 동원해 온 대처방법이 있다. 그 방법을 존중하는 것이 자신감을 잃어가고 있는 환자에게 매우 중요하다. 특히 환자가 암에 대한 개인적인 믿음에 따라 민간요법을 찾아다닌다는 말을 했을 때, 의료진에게는 헛수고로 보이더라도 그에 관한 반응에 더없이 신중을 기해야 한다. 노골적으로 질책한다든지 하는 것은 좋지 않다.

암 진단을 받은 환자는 엄청난 심리적 충격에 휩싸인다. 그리고 암에 관해 많은 정보를 수집하게 된다. 그 과정에서 가족들이나 의료진의 정신적인 도움, 특히 치료를 담당하는 의사의 적절한 커뮤니케이션을 통한 심리적 지지는 당연하고도 중요하다.[9] 이 같은 인적자원이 부족한 환자는 적응에 어려움을 겪기가 쉽다. 지역이나 병원 내에서의 암 통고 상황, 정신과나 사회복지 서비스와의 접근성 등 환경적 요소도 고려해야 한다. 주변 사람을 암으로 잃은 경험도 적응을 어렵게 만드는 요인이다. 일상적으로 대중매체를 통해 들은, 확인되지 않은 부정확한 정보를 바탕으로 이런저런 의심을 하면 환자뿐 아니라 가족들이나 의료진 모두가 매우 힘들어진다. 환자의 복귀를 받아들이는 사회의 암에 대한 편견 또한 환자에게 과도한 공포나 절망을 안겨줄 수 있다.

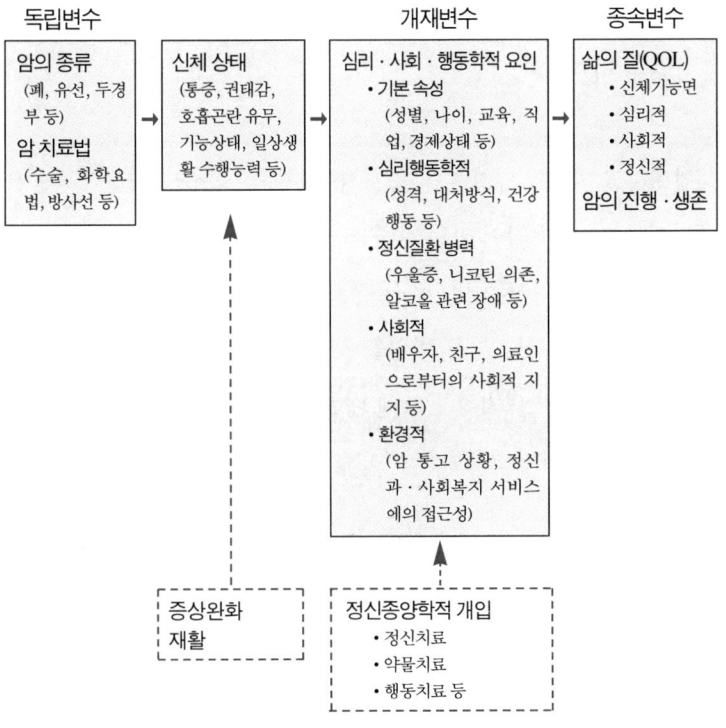

〈그림 5-2〉 '삶의 질' 과 암의 진행·생존에 관한 정신종양학적 모델

2. 임상경과에 따른 심리반응

암환자는 투병과정에서 겪게 되는 각각의 단계마다 새로운 정보를 받아들이고 적응해 가게 마련이다. 하지만 불확실성이 많아서 항상 불안감과 기대감을 안고 있다. 낙관적이고 건설적으로 암 치료에 몰두하는 환자의 경우에도 종종 병을 인정하지 못하는 현상을 볼 수 있다.

1) 암의 자각증상

암이라고 의심할 만한 증상을 자각한 때부터 환자의 심리적 반응은 시작된다. 누구나 암이 아닐까 하는 의심을 부정하지만, 본래 불안감이 많은 사람, 암은 불치병이라는 생각을 가진 사람, 자신의 건강에 대한 신념이 강한 사람 등은 병원을 찾는 일이 더욱 늦어진다. 이러한 진료 지연을 막기 위해서는 암에 대한 공포심을 줄이고 올바른 지식을 제공하는 일이 중요하다.

2) 암 정밀검사

검사과정을 밟고 있는 사람의 마음은 '설마 괜찮겠지'라는 생각과 최악의 경우에 대한 두려움 사이에서 끊임없이 동요한다. 익숙하지 않은 기계에 둘러싸여서 검사를 받을 때에는 의사와 기사의 일거수일투족이 큰 스트레스가 되므로, 환자에 대한 심리적 배려가 매우 중요하다. 이 시기의 환자는 이해력이나 기억력이 떨어지기 때문에 의료진의 사소한 이야기에도 민감하게 반응한다는 점을 명심해야 한다. 검사결과가 나오는 대로 빨리 전하는 것도 매우 중요하다.

3) 암 진단

위기상황에 부딪친 암환자는 쉽게 충격을 받는다. "머릿속이 새하얗게 되었다"라고 표현하기도 한다. 암이라는 생명의 위기에 대한 최초의 방어기제는 '믿지 않기', 즉 '부정'이다. "무슨 실수가 아닐까?"라고 생각하는 부정은 그렇게라도 해서 심리적으로 거리를 두어 위기로부터 자신을 지키려고 하는 합목적적인 대처 방법이다. "이제 가망 없어. 치료도 소용없어"라며 절망감을 느끼기도 한다. 상황에 따라 분노("왜 저 사람이 아니고 나란 말인가?")나 타협("틀림없이 좋은 치료법을 찾게 될 거야")과 같은 방어기제를 이용해 마음의 균형을 유지하며 희망을 추구한다. 암의 임상경과에 따라 단계적인 심리과정을 거친다기보다는 여러 방어기제가 섞여서 나타나는 편이다.[5]

이렇게 최초 2~3일간 계속되는 충격의 시기에는 의사가 아무리 설명을 해도 상황을 이해하지 못하는 경우도 많다. 환자에게 치료계획 등을 전달하기 위해서는 환자의 흔들리는 마음에 대처하는 것이 중요하며, 환자의 침묵을 충분히 받아들여야 한다. 혼란 · 불안 · 공포·슬픔·무기력·절망감 등의 정신증상과 함께 불면이나 식욕부진 같은 신체증상도 생기고 집중력이 떨어지면서 일시적으로 일상생활에 지장을 초래하는 경우도 있다.

일주일에서 열흘쯤 지나면 이러한 상태는 다소 진정되고, 새로운 상황에 적응하려는 노력이 시작된다. 대부분의 환자들이 이렇게 마음의 동요를 겪는다는 사실을 알려주면 환자에게 큰 안심이 된다. 일반적으로 "나 혼자만 심약한 것은 아닐까?"라고 생각하기 때문이다. 상황에 적응하기 시작하면 정보를 정리하고, 현실의 문제에 대해 직면하며, 낙관적인 사고도 할 수 있게 된다. 설사 진행암이라고 하더라도 현재 몸 상태가 나쁘지 않으면 자신의 암만은 좋아지리라는 희망을 갖는 것이 보통이다. 건강한 부정이다. 이 시점에서는 암에 관한 지식이 적다는 점과 관련 있을지 모른다. 자각증상을 느낀 뒤부터 현재까지의 정보를 의료인이 환자와 함께 되짚어보면, 그 과정에서 신뢰관계가 형성된다. 단순한 지식도 감정이 실리면서 이해할 수 있게 되고, 보다 나은 커뮤니케이션이 이루어져서 암에 대한 적응이 빨라진다.

한편, 정보화 사회인 지금도 자신의 병명조차 알지 못하는 환자들이 있다. 하지만 어느 정도 시간이 지나면 대부분 병세를 인식하게 된다고 생각하는 것이 타당하다. 인식을 하면서도 가족들과의 소통을 끊고 외톨이로 지내는 환자가 적지 않다.

4) 초기치료

다음 단계는 초기치료로서 '설명과 동의'가 필요한 시기이다. 다양한 치료방법 중에서 선택을 해야 할 때, 환자는 특히 치료의 부정적 측면은 듣고도 잘 기억하지 못한다. 따라서 정보를 전달하는 방법에 유의해야 하고 사후에 얼마나 이해했는지를 알아보는 일이 중요하다.

암 치료는 힘들고 위험하다는 이미지가 강하기 때문에 환자는 치료를 기다리는 동안 매우 불안해한다. 따라서 치료의 순서와 예측되는 부작용에 대한 대책에 대해 자세히 설명해주면 불안감이 다소 진정된다. 같은 치료를 받은 경험자의 이야기를 듣게 해주면 한층 효과적이다.

수술을 하게 되면 완치를 기대할 수 있는 반면, 기능장애나 외견상의 변화가 생길 수 있고 그 변화의 정도는 적응에 큰 영향을 미친다. 전신마취에 강한 공포를 느끼는 환자도 있다.

화학요법에는 여러 가지 부작용이 따르는데, 그 중에서 오심이나 구토는 조건화되기가 쉽다. 화학요법을 연상시키는 병원이나 의료진을 보기만 해도 오심이나 구토를 일으키는 환자도 있다(예기구토). 이럴 때는 강력한 항구토제(세로토닌3차단제)를 적절히 사용하는데, 치료 전부터 이완훈련을 하여 증상을 스스로 조절하도록 하는 것도 효과적이다. 탈모나 비만 등 외모를 변화시키는 부작용은 환자의 자존심을 손상시켜 사회활동을 위축시키므로 대책이 필요하다. 방사선요법의 경우는 '방사능 피폭'이라는 이미지, 때를 놓친 환자에 대한 치료법이라는 이미지가 불러일으키는 공포심이 있을 수 있다.

암 치료에 견딜 수 있는 힘을 주기 위해 의료진은 적극적으로 정보를 제공하면서 심리적 도움을 주어야 한다.

5) 재활

이는 크게 세 시기로 나뉜다. ① 초기치료 시작부터 1년간, ② 초기치료 종료 후 3년간, ③ 치료 후의 시기이다.[2]

환자는 바쁘게 진행된 초기의 집중적 치료에서 벗어나 - 즉 급성위기에서 빠져나와 - 서서히 일상으로 돌아가게 된다. 하지만 퇴원을 하게 되면 입원 중에 의료진이나 가족들, 같은 병을 지닌 사람들로부터 받은 풍부한 지지도 줄어든다. 6개월에서 1년 사이에 치료와 관련된 신체 증상은 대체로 회복되고, 신체에 대한 불안이나 공포가 점차 사라진다. 그러나 일부 환자의 경우는 진행암이 말기상태가 되기도 하고, 치료와 관련된 기능장애나 외견상의 변화(두경부암, 탈모)로 상실감이 클 수도 있다. 이때가 자살 위험이 가장 큰 시기이다. 신체적인 손상이 적은 경우라도, 직장이나 가정으로 복귀 후 암환자라는 낙인 때문에 고통 받을 수 있다. "암환자니까 무리해서는 안 된다"는 식의 말을 듣거나 가정이나 사회에서의 역할이 바뀜으로써 강한 소외감을 느낀다. 이 시기에는 지지집단이나 환자교육 등 심리적 도움이 지극히 중요하다.

초기치료 후 3년간은 재발의 가능성이 높은 괴로운 시기이다. 초기

치료 후 신체증상이 가벼워짐에 따라 재발 불안이 나타난다. 예컨대, 유방암의 보조화학요법이 힘든 치료였음에도 불구하고 치료가 느슨해지면 재발하는 것은 아닐까 하는 공포를 느낀다. 게다가 피로, 활력저하, 기능상실(수술 후 임파부종 등), 직장 복귀, 부모역할의 변화, 생식능력과 성적인 문제 등이 현실적인 일로 다가온다. 특히 육체노동을 하던 환자와 두경부암 환자의 경우 복직률이 낮아서 현실적인 문제가 된다.

치료 후 3년이 지나면 암의 재발 가능성이 떨어지므로 "TV에서 암 이야기가 나왔을 때까지 암에 대해서 잊고 있었다"라거나 "이번 주에는 암에 대한 생각을 까맣게 잊고 지낸 시간이 많았다"라는 식의 말들이 조금씩 흘러나온다.

암에 걸리기 전의 자신의 가치관을 반추하여 앞으로 할 일들의 우선순위가 재조정되고, 인생을 재통합하고 재설계하는 시기가 된다. 기력이 떨어지고 사회활동도 덜 번잡해지기 때문에 미래설계가 현실적으로 수정되고 조정된다. 심리적으로는 가족들이나 친구들과의 관계가 돈독해지고 내면의 충실성도 다져나가게 된다.

6) 재발

일본에서 암환자의 약 60%는 결국 재발, 진행, 죽음의 상황을 맞게 된다. 재발의 통고를 받은 환자의 심리과정은 암 진단을 받았을 때와 거의 같다. 하지만 이제는 암에 대한 지식이 풍부해진 만큼 사태가 매우 심각해진다. 현실을 부정하지 못한 채 파국적으로 심리적 타격을 받으므로 가장 힘든 시기였다고 회상하는 환자가 많다. 완치를 목표로 한 초기의 치료법이 잘못된 것은 아니었지만, 결과적으로는 실패하였다는 사실을 의사도 환자와 함께 받아들여야 한다.

재발의 시기는 장래에 관한 중요한 결정이 기다리고 있는 시기이다. 그러므로 안이한 커뮤니케이션으로 넘어가려고 하면 안 되고, 현실을 확실하게 받아들일 필요가 있다. 더 이상 완치는 기대할 수 어렵기 때문에, 환자나 가족들 본래의 인생목표와 생활신조에 맞으며 환자의 의향을 따르는 암 의료의 제공이 필요하다. 동서양을 막론하고 이 시기가 가장 심각하다. 목표가 완치에서 생명연장으로 바뀌었기 때문이다. 분명한 커뮤니케이션이 이루어지지 않는 경우가 많아 문제가 생기기 쉽다 (예를 들어, 무의미할 수 있는 항암치료의 반복).

생존할 기간이 한정되어 있기 때문에 많은 현실적 문제에 대응해 나가야 한다. 암은 성인기 이후에 주로 생기므로, 일단 자립했던 사람들이 독립성과 자율성을 잃고 남에게 의존해야 하는 현실이 고통스럽다.

환자들은 솟구치는 분노, 버림 받는 것에 대한 공포를 느끼기도 하지만, 한편으로는 '불확실함으로부터의 해방감'을 이야기하기도 한다. 의료진은 어떠한 상황에서도 환자에게 희망을 주어야 하며, 최선의 치료를 해나가는 동시에 모든 고통을 조절해 나갈 준비가 되어 있다는 점을 적극적으로 알려야 한다.

재발 시의 정신적 동요는 그것을 예측하지 못했던 환자에게 더욱 강하다. 이런 점에서도 초기치료를 마친 뒤의 의학적 교육이 필요하다 할 수 있다.

7) 진행기

병세가 점차 진행되면, 여러 가지 신체증상 때문에 일상생활에 제한을 받는다. 환자의 정신 상태는 그날그날의 컨디션에 좌우되어 크게 동요하므로, 신체증상의 완화가 매우 중요해진다. 스스로 할 수 없는 일이 증가함에 따라 타인에 대한 의존이 현실의 일로 다가온다. 특히 의존 대상이 되는 주변사람(간병인, 같은 병실 환자, 담당 의료진 등)과의 인간관계가 환자의 생활을 좌우하기도 한다. 버림받는 것에 대한 불안이 강해져 순종적이 되기도 한다. 환자에게 유일하게 남겨진 것이 의사결정 능력일 수도 있으므로, 환자 스스로 적극적인 의사결정에 참여하도록 권해야 한다.

코앞으로 다가온 죽음에 대한 방어기제로서 현실을 부정하는 일이 자주 발생한다. 암을 염두에 두지 않는 듯한 언행을 하거나, 시계가 빨리 돌아가고 있는 듯이 정력적으로 움직이기도 하고, 무모해 보이는 활동을 새로 시작하는 경우도 있다. 환자의 이런 태도 때문에 시간이 얼마 남지 않아 애가 타는 가족들이나 의료진과의 사이에 틈이 생기기도 하지만, 환자가 안정을 유지하기 위해 어쩔 수 없이 취하는 행동이므로 어느 정도는 받아들일 필요가 있다.

8) 말기

일반적으로 말기란 완치 가능성이 사라지고 예후가 대략 6개월 정도 남은 시기로 정의된다. 주치의가 이제는 효과적 치료법이 없다고 판단한 시점부터 '죽음'은 시작된다고 보는 것이 가장 적절하다고 Kastenbaum은 말한다.[8]

적극적 항암치료의 중단을 환자에게 알리는 것은 매우 어려운 커뮤니케이션 중 하나이다. 치료법이 없다는 사실을 환자에게 직접 알리지 않더라도, 죽음에 임한 환자는 주변 상황으로 미루어봐서 자신의 상태를 쉽게 눈치챈다.[2] 말기에는 사랑하는 사람과의 관계의 상실, 자율성의 상실, 신체기능을 잃는 것에 따른 자립성의 상실 등 많은 상실이 기다리고 있다. 여기에서 주의해야 할 점은 환자는 죽음 그 자체보다도 "쓸모 없이 주변에 짐만 되는 것은 아닐까, 가치가 없으니 버림 받는 것은 아닐까?"라고 생각하며 정신적으로 고통을 느끼기 쉽다는 사실이다. 특히 "나는 무엇을 위해 살아왔던 것인가?" "무엇을 이룬 것인가?"라고 하는 '삶의 의미'에 대해서 좌절감을 강하게 느끼는 환자의 경우는 의료팀의 영적인(spiritual) 케어가 더욱 중요해진다.

고립감을 불러일으키는 원인은 병원에도 있다. 대부분의 병원이나 병동, 병실은 급성질환을 효과적으로 치료할 수 있도록 꾸며져 있다. 별달리 소용되지 않는 최첨단 의료기기로 둘러싸인 병실에서 죽어가는 것에 대해 의료인이나 가족들, 그리고 환자 자신도 거북함을 느낀다. 완치 가능한 급성 질환자가 대부분인 병동에서 완치할 수 없는 처지가 되었다는 사실은 일종의 패배로 여겨질 수 있다. 급성질환자를 다루는 일에 쫓겨 죽어가는 사람을 보살피는 것에 소홀하다는 것을 의식하고 죄책감을 느끼는 의료인도 있다. 불쾌한 증상이 장기간 지속되어 환자가 일시적으로 자포자기하고 화내는 듯이 보이게 되면 의료진의 발길이 멀어질 수 있다. 병원 내에서 '죽어가는 환자'는 어쩐지 별다른 존재로 느껴진다. 환자는 의료진의 이런 감정을 예민하게 느끼기 때문에 고립감이 더욱 커진다. 그러므로 암환자의 95%가 죽음을 맞는 일반병원에서도 정신과의사를 포함한 완화치료 팀이 결성되어야 한다.

말기가 되면 단순히 지지적인 경청만으로는 효과가 덜하고,[1] 적극적으로 각 환자의 개별성을 존중하는 일이 중요해진다. 소멸해가는 사회적·실존적 존재로서의 '사람'이 단순히 '말기·암·환자'라는 생물학적 존재로만 취급되지 않도록 하는 개별적 배려가 필요하다. 구체적으로는 환자의 생활 이력 등이 실마리가 된다. 죽어가는 환자에게서 발길이 멀어지는 의료진에게 '그는 30대에 기업의 창업주가 된 인물'이라거나 '그녀는 네 명이나 되는 자식을 대학교육까지 시킨 어머니'라는 식의 정보를 알려준다. 꼭 빛나는 과거일 필요는 없다. 지금까지 해온 일이나 지켜온 취미, 소중하게 여기는 추억과 자랑스러운 에피소드 등 나름대로 열심히 걸어온 삶의 길에 관한 이야기들을 알게 되면, 사회적·실존적 존재로서의 개인의 역사를 근거로 한 관계가 시작될 수 있다. 한 사람의 과거와 현재를 공유함으로써 단순한 '말기·암·환자'와의 관계를 넘어서 인간으로 대할 수 있게 되고, 설사 여명이 1개월밖에 남지 않았다고 해도 미래에 대한 희망에 대해서 이야기를 나눌 수 있다. 의료팀은 환자의 고통을 덜어줄 일이 점점 줄어듦에 따라 죄책감이나 무력감을 느끼기도 하지만, 죽어가는 '사람'의 곁을 지켜주며 혼자라는 느낌이 들지 않게 해주는 일이 무엇보다 중요하다.

완화의료의 기술이 계속 발전하고 있다고 해도 환자의 고통을 모두 덜어줄 수는 없다. 그러나 증상이 충분히 완화되지 않는다고 해서 환자를 대하기를 주저해서는 안 된다. 의료인과 환자, 그 가족들은 병원에서 만나면서 교류가 시작되지만, 환자든 가족이든 의료인이든 한 사람의 인간으로서는 대등하다. 병원에서의 입장은 서로 다르지만, 그 차이를 최대한 배려하면서 환자와 가족들을 보살피는 것이 의료인의 직무이다.

3. 마무리

암의 임상경과에 따라 통상적으로 볼 수 있는 환자의 심리적인 반응과 그 기본적인 대응에 관해 살펴보았다. 환자를 더 잘 이해하기 위해서 외부 지도자가 포함된 '증례토론회'를 열기를 권한다. 커뮤니케이션에 의해 환자와 가족들의 이해를 높이고 그들의 의견을 존중하는 것이야말로 케어의 핵심이라고 생각하기 때문이다.

제6장

환자-의사 간 기본적 커뮤니케이션

나쁜 소식을 전할 때의 커뮤니케이션은 어려운 커뮤니케이션의 하나이다. 이런 커뮤니케이션의 기술을 배운다는 것은 통상적인 진료에서의 기본적인 커뮤니케이션 기술을 이미 습득한 상태라는 것을 전제로 한다. 여기서는 그 기본적인 기술을 간단히 정리한다.

1. 환경조성

- 몸가짐을 단정히 한다: 깨끗한 흰 가운을 착용한다. 단추를 단정히 채우고 옷깃을 바로 한다.
- 조용하고 편안한 방을 선택한다: 면담실을 정하고 방을 정돈한다. 프라이버시를 배려하여 사람이 많이 오가는 장소는 피한다.

- 시간을 지킨다: 약속 시간에 늦지 말고, 피치 못할 경우에는 환자에게 바로 연락을 한다.
- 앉는 위치에 대해서 배려한다: 너무 멀지도 가깝지도 않은 적당한 거리를 유지한다(팔을 뻗어서 손가락 끝이 닿지 않는 정도).
- 눈이나 얼굴을 본다: 얼굴을 보면서 이야기한다. 다만, 눈동자를 너무 응시하면 위압적인 느낌이 들 수도 있다는 점을 감안한다.
- 시선은 같은 높이를 유지한다: 침상 옆에 서서 하는 이야기처럼 위에서 내려다 보는 시선은 피한다. 되도록 함께 마주 앉아서 눈높이를 맞춘다.
- 인사를 한다: 인사는 커뮤니케이션의 기본이다. 인사를 받고 기분 나빠할 사람은 없다.
- 이름을 확인한다: 이름을 부름으로써 환자는 한 개인으로서 존중 받고 있다는 느낌을 가질 수 있다. 착오를 방지하는 위험관리의 한 방법이 되기도 한다.
- 예의 바르게 대한다: 환자와 의사의 관계 이전에 개인으로서 존중하는 마음을 가지고 대한다. 면담 중에 전화가 왔을 때는 양해를 구하고 받는 등 예의를 중시한다.

2. 질문하는 기술

- 환자의 말을 이끌어낸다: "지난번 다녀가신 뒤로 어떠셨습니

까?" "걱정되는 일이 있으면 말씀해 주십시오" 등 개방형 질문을 이용함으로써 환자가 가장 하고 싶어하는 말을 면담 서두에 끌어낸다.
- ⁖▶ 질병에 대해서 뿐 아니라 환자 개인에 대해서도 관심을 보인다 : 일이나 가족, 취미에 관한 정보를 수집하는 것이 치료에 도움이 되기도 한다.
- ⁖▶ 이해하기 쉬운 말을 사용한다 : 전문용어나 약어는 피하며, 동음이의어에 주의한다.

3. 응답하는 기술

- ⁖▶ 환자가 하고 싶어하는 말을 잘 살펴서 파악한다 : 무슨 말인지 모호한 경우에는 넘겨짚어서 판단하지 말고 "좀 더 자세히 말씀해 주시겠습니까?" "······라는 말씀이십니까?" 등으로 환자의 말을 확인한다.
- ⁖▶ 맞장구를 친다 : 적절하게 맞장구를 침으로써 환자의 이야기를 열심히 듣고 있다는 것을 알린다.
- ⁖▶ 환자가 하는 말을 받아서 반복한다 : 때때로 환자가 하는 말을 의사 자신의 말로 바꾸어 표현함으로써 적극적으로 듣고 있다는 표시를 할 수 있다. 아울러 환자가 하고 싶은 말이 무엇인지 확인할 수 있다.

4. 공감을 표시하는 기술

- 환자의 마음상태를 살펴서 파악한다 : 말이 없거나 태연해 보인다고 해서 마음의 동요가 없다고 할 수는 없다. 환자의 심정을 겉모습만 보고 판단하지 말고, 심리상태가 모호한 경우에는 "지금 심정이 어떠십니까? 말씀해 주시겠습니까?"라고 직접 묻는다.
- 침묵을 적극 이용한다 : 몇 초간 침묵의 시간을 가짐으로써 환자에게 마음을 정리할 시간을 준다. 이러한 침묵은 생각보다 어려운 기술이다.
- 환자의 심정을 받아서 표현한다 : 환자의 심정을 자신의 말로 바꾸어 거듭 표현함으로써 환자의 마음을 이해하고 있다는 것을 표시한다. 환자의 심정에 대해서 확인하는 효과도 있다.

제7장

남자 환자의 경우

1. 남자 환자의 특징

　남자는 여자에 비해 감정을 드러내는 일이 드물며, 가족 외의 사회적 지원도 적은 편이다. 그러나 감정 표출을 하지 않는다고 해서 마음이 편안하다는 것은 아니다. 나쁜 소식을 전달 받은 남자 환자의 경우에도 감정 표출이 풍부한 여자 환자 이상으로 커뮤니케이션 기술이 필요하다.

　초진 시에 의사가 자신의 소개를 하고 역할을 분명하게 해두는 것이 남자 환자와 좋은 관계를 형성하는 데 특히 도움이 된다. 환자가 불안할 때는 공격적인 태도를 보이거나 차분하지 못한 경우가 많으므로 감정을 끌어내는 대응이 필요하다. 또, 남자 환자의 대부분은 직업이 있거나 오랫동안 일을 해온 경험이 있다. 퇴직을 한 환자라도 지금까지 무슨 일을 했는지 잘 듣고 존중하는 마음으로 대하는 것이 중요하다(특히 육체노동은 가장 존경 받아야 할 남자의 일이다).

남자 암환자와의 면담 실제 사례를 소개한다.

2. 폐암 환자 초진의 경우

[지금까지의 경과]

72세 남자. 지역 병원에서 흉부의 이상 음영이 발견되어 정밀검사 결과 폐암으로 진단되었다. 치료를 목적으로 의뢰 받아 진찰하게 되었다.

의사 : ○○○씨, 5번 진찰실로 들어와주십시오.(환자 확인은 이름으로 함)

(환자 입실)

의사 : ○○○씨이십니까? 내과의 XXX입니다.

환자 : 예, ○○○입니다. 잘 부탁 드립니다. (깊이 고개를 숙인다)

의사 : 안녕하십니까. 자, 이리로 앉으시지요. (병력을 청취한 후) 기관지내시경 검사 후에 그 병원 의사선생님에게서 진단의 결과에 대해서 어떻게 설명 들으셨습니까?

환자 : (표정의 변화 없이) 네, 폐암이라고 들었습니다.

의사 : 그러셨군요……. 많이 놀라셨겠습니다

환자 : (표정이 확 바뀌며) 예에, 그야 뭐…… 많이 놀랐습니다.

의사 : 그러셨을 겁니다. 많이 놀라셨을 거예요.

[해설]

남자 암환자를 초진할 때 볼 수 있는 양상은 다양하지만, 암 검진에서 이상소견을 보여서 이미 정밀검사를 마친 경우에라도 초진 시에는 환자의 불안이 크다. 그러므로 환자의 감정을 끌어내어서 적절하게 대응해야 한다. "놀라셨겠습니다", "깜짝 놀라셨지요?" 라는 식의 공감을 표시하는 말이 적절할 것이다.

3. 폐암 환자의 적극적 치료의 중단

[지금까지의 경과]

64세, 남자. 우상엽 원발성 폐편평상피암 진단을 받고 폐의 우상엽을 절제한 후 3년째에 왼쪽 폐문 종격림프절에 암이 재발하였다. 수행능력 상태는 불량했지만 플라틴 제제를 포함한 병용 화학요법을 시행하여 종양이 줄어든 사실을 확인하였다. 그러나 3사이클 종료 시 새로운 병변이 나타났다. 항암제를 바꾸어 화학요법을 시행했으나 종양이 더욱 커지면서 왼쪽의 흉수도 증가하여 좌흉강 배액술을 목적으로 입원하였다. 배액관을 뽑은 후 앞으로의 방침에 대해 면담을 하였다. performance status는 3으로 불량하였다.

의사 : 앞으로의 방침에 대해 말씀 드리려고 하는데요. 지금 괜찮으시겠습니까?

환자 : 괜찮습니다. 말씀하십시오.

(면담실로 이동)

의사 : 지금까지의 경과에 대해 잠시 말씀 드리지요. 작년 11월에 폐암이 재발해서 올 1월부터 항암제 치료를 시작하지 않았습니까?

환자 : 예, 그랬습니다. 많이 줄어들었지요.

의사 : 그렇습니다. 하지만 아쉽게도 3사이클 치료 중에 종양이 커져버렸습니다.

환자 : 그랬지요.

의사 : 그 후 항암제 종류를 바꿔서 치료했지만, 이번에 배액술이 필요했던 것처럼 암에 동반되는 흉수가 증가했습니다.

환자 : 두 번째 항암제는 듣지 않았다는 말씀입니까?

의사 : 그렇습니다. 왼쪽 폐의 종양도 이번 항암제 치료를 시작하기 전보다 더 커졌습니다. 이번에 입원하신 목적은 왼쪽 가슴에 고인 흉수를 조절하기 위한 것이었는데, 관을 뽑은 후의 X선 사진을 보면 경과는 양호한 편입니다.

환자 : 감사합니다. 하지만 아직은 숨 쉬기가 좀 힘듭니다. 이제부터는 어떤 치료를 하게 되나요?

의사 : 앞으로의 치료에 대해 어떤 기대를 하십니까?

환자 : 조금이라도 효과가 있는 치료라면 적극적으로 해 보고 싶습

니다.

의사: 그렇습니까? (잠시 간격을 둔다) 실망하실지 모르겠습니다만, ○○○씨께서는 앞으로 항암제 치료가 어려울 것이라고 생각합니다.

환자: 체력적으로 무리라는 말씀입니까?

의사: 그렇습니다.

환자: 처음 항암제 치료를 했을 때도 선생님께서 그렇게 말씀하셨지만, 제가 죽어도 좋으니 해 보고 싶다고 말씀 드리니 해주셨지요.

의사: 그랬었지요. 치료법을 선택할 때는 효과와 부작용 양면을 모두 생각해야 합니다. 처음 치료를 시작했을 때는 나름대로의 효과를 기대했었습니다. 그러나 유감스럽게도 현재는 거의 효과를 기대할 수 없는 상태입니다. 만약 ○○○씨의 체력이 충분하다면 지금까지 써본 적이 없는 약제로 치료해볼 수도 있습니다. 하지만 아주 견디기 힘든 상태가 될 것이라고 생각합니다.

환자: 알겠습니다. (잠시 침묵) 앞으로 얼마나 살 수 있을까요?

의사: 글쎄요. 정확히는 모르겠습니다만…….

환자: 물론 그렇겠지요.

의사: 몇 달이나, 경우에 따라서는 몇 주 단위로 생각해야 될 것 같습니다.

환자: 반년은 무리입니까?

의사 : 어려우리라고 봅니다. 무슨 구체적인 계획이라도 있으십니까?

환자 : 사실은 올해 아흔 둘이신 어머니께서 고향에 혼자 살고 계십니다. 3년 전에 폐암 진단을 받은 후 제 병에 대해서 아직 말씀 드리지 않았습니다. 한번 가서 뵙고, 그 동안 보살펴주신 것에 대해 감사드리고, 제가 먼저 가게 되어서 죄송스럽다는 말씀을 드려야 할 것 같습니다.

의사 : 그렇습니까?

환자 : 3월까지 선생님과 함께 담당해주신 XXX선생님께도 같은 질문을 드렸습니다. 그 때는 지난번 항암제 치료 전이라서, XXX선생님은 치료 효과에 달렸지만 몇 달 정도 남았을 것이라고 말씀하셨습니다. 그래서 추석 때 고향에 가자고 가족들과 의논을 했었지요. 지금 선생님 말씀에 따르면 좀 더 빨리 가는 편이 좋을 것 같네요.

의사 : 그렇습니다. 최악의 사태를 준비하면서, 아울러 최선을 기대하는 것이 중요합니다. OOO씨의 경우는 병세의 진행이 상당히 빨라질 가능성이 있습니다. 저 역시 고향 가시는 일이 매우 중요하다고 생각합니다. 되도록 빨리 계획을 잡으시는 편이 좋을 것 같습니다.

환자 : 알겠습니다. 그런데 퇴원 후에는 어떻게 하는 것이 좋겠습니까?

의사 : OOO씨 사시는 곳 근처에 가정간호를 잘 해주는 병원이 있으

니까 의뢰해 드리겠습니다.

환자 : 예, 그것 참 잘 되었군요.

의사 : 퇴원 후에도 상담할 일이 있으면 전화로도 좋으니 연락하십시오.

환자 : 예, 정말 감사합니다.

[해설]

적극적인 치료의 중단을 전하는 면담은 매우 어려운 일이다. 의료상의 의사결정을 어떻게 행할 것인가? 임상종양학의 기본을 항상 의식하고 실천하는 것만이 환자를 적절하게 대응하는 유일한 자세이다. 의사는 '말을 다루는 전문가'라고도 한다. 환자의 나이나 말투에 따라 의사 자신의 말투도 적절히 조절해야 한다. 남자 환자에게만 한정된 일이 아니다. 환자에 대한 존경심, '내일 죽을 나무에도 물을 준다'는 측은지심이 의사에게 있어서 보편적인 가치다.

환자의 의향에만 따르는 의료는 질이 낮은 의료이다. 전문가인 의사와 병으로 고통 받는 환자의 관계는 '과학적 해석'을 초월하는 풍부한 내용을 지닌다. 의사와 환자의 바람직한 관계를 통해 환자나 가족들의 마음에 좋은 기억을 남기는 것, 이것이 말기의료의 목적이다.

제8장

여자 환자의 경우

1. 여자 환자의 특징

　일반적으로 여자들은 감정표현이 풍부하다. 여자 환자와의 커뮤니케이션에서는 감정을 잘 받아들이는 것에 주안점이 놓인다. SHARE 프로토콜에 따라 환자를 안심시키고 정서적 지지를 제공하는 일이 중요하다. 그에 더해 여자는 주부로서 엄마로서 가정의 구심점 역할을 하는 경우가 많으므로, 나쁜 소식을 전할 때는 가정 내 상황, 가족의 지지체제 등에 대해서도 사전에 충분히 파악해 둘 필요가 있다.

2. 유방암 재발을 전하는 시나리오의 한 예

[지금까지의 경과]

40대 여자. 검진 이력은 없었고, 자가검진으로 유방에 혹이 만져져서 진찰을 받았다. 초진 시 오른쪽 유방에 5.5cm 크기의 혹이 만져져서, 생검법을 통해 '침윤성 유관상피암 grade 3, ER(-), PgR(-), HER2(-)' 로서, Stage ⅢA(T3N1M0) 유방암이라는 진단이 나왔다. 수술 전 화학요법 AC(아드리아마이신+사이클로포스파마이드) 4사이클과 탁소티어 4사이클 종료 후 PR(부분관해)을 얻고 유방보존수술을 받았다. 수술 후 흉벽에 방사선치료를 받았으며 그 후에는 외래에서 경과를 추적관찰하고 있었다.

8개월째 되는 외래진료 때에 촉진으로 1.5cm 크기의 혹을 오른쪽 쇄골 위 임파절에서 발견하였다. 이전 외래진료 시 본인에게 재발 가능성이 있음을 통고하고 흉복부 CT와 뼈 스캔검사를 예약한 바 있다. 당일 외래에서 모든 검사결과(복부 CT에서 다발성 간전이가 있음)와 앞으로의 치료방법(카페시타빈에 의한 화학요법)을 남편이 함께 있는 자리에서 설명할 예정이다.

- 1단계(起) : 면담을 개시한다

    (환자가 면담실에 들어온 뒤 나쁜 소식을 전할 때까지)

의사 : OOO씨, 어서 오십시오.

환자 : 안녕하세요.

의사 : 안녕하세요.(확실하게 인사한다) 이쪽은 남편분이시군요. 바쁘실 텐데 오시라고 해서 죄송합니다.[SHARE의 S: 가족들이 함께 자리함을 확인, 가족들에게도 신경을 쓴다] 지난번에 재발이 의심된다고 말씀 드렸습니다만, 그 동안 어떻게 지내셨습니

까?[H: 병세 인식 정도의 확인]

환자: 재발 의심이 간다는 선생님 말씀을 듣고 너무 걱정이 되어서 잠도 잘 오지 않았습니다.

의사: 그러셨군요. 지난번에 갑자기 재발이 의심된다는 말씀을 들으시고 많이 놀라셨을 줄 압니다. [RE: 환자의 입장에 선 공감적인 말] 지난번 흉부와 복부의 CT와 뼈 스캔검사를 받으셨습니다. 오늘은 그 결과를 말씀 드리려고 합니다만……[H: 지금까지의 경과를 되짚어본다]

환자: 결과는 어떻습니까? 재발되면 더 이상은 힘들다고 들었는데, 제 아이는 아직 초등학생이라서 앞으로 20년은 더 살아야 되거든요.

의사: 그렇군요. 여러 가지로 걱정되시겠습니다. 자제분에 대해서도 걱정이 되시겠습니다. [RE: 환자의 심정을 긍정한다]

> (의사: 환자가 재발에 대한 불안감이 매우 강해서, 병세를 받아들이는 데 상당한 시간이 걸릴 것 같다는 점을 느낀다)[H: 인식 정도의 확인]

결과는 화면을 보여 드리면서 말씀 드리겠습니다. 이해하시기 어려운 부분이 있으면 언제라도 말씀해 주십시오.[H: 언제라도 질문할 수 있다는 점을 알린다]

환자: 예, 부탁 드립니다.

의사: (CT사진을 보여주면서) 이것이 CT사진인데, 몸을 둥근 단면으로 잘라 사진을 찍은 것입니다. 이것이 폐고 이쪽이 심장,

신장, 간입니다. [H: 실제 데이터를 보여주면서 이해하기 쉽게 설명한다]. 이 간 속에 검고 둥근 것이 여러 개 보이실 것입니다. 아시겠습니까? [H: 인식 정도의 확인]

환자: 네.

의사: '말씀 드리기 참 힘들지만 [RE: 마음의 준비를 할 수 있는 말을 건넨다] 이것이 간에 생긴 종양으로, OOO씨가 걱정하셨던 대로 전이가 되었습니다. [H: 분명하게 전달한다]

의사: (잠시 환자의 모습을 보면서 침묵) [RE: 침묵의 시간을 갖는다]

환자: 역시……. 예상은 하고 있었습니다만……. 수술은 할 수 없는 것입니까? 간암이라면 고주파로 태우는 방법도 있다고 들었습니다만.

> (의사: 간전이를 원발성 간암으로 오해하고 있는 부분도 있으며, 병세에 대해서 아직 잘 이해하지 못하고 있다) [H: 인식 정도의 확인]

[해설]

암의 재발이나 적극적 항암치료의 중단 같은 나쁜 소식을 전할 때에는 충분한 시간을 갖고 이야기할 수 있는 시스템을 갖추어야 한다. 외래에서 전할 경우에는 외래 마지막 시간을 예약하도록 하고, 의사의 휴대전화는 간호사에게 맡겨두는 등의 배려가 필요하다. 구체적으로 나쁜 소식을 전하기 전에 환자가 지금까지 자신의 병세를 얼마나 이해하고 있는지, 그 이해도가 앞으로 전하려는 내용과 얼마나 거리가 있는지를 충분히 파악하는 일도 중요하다.

• 2단계(承): 나쁜 소식을 전한다

의사: 처음 수술을 하고 항암제로 완전하게 죽지 않은 유방암 세포가 몸에 남아 있다가 그것이 전이, 즉 혈액이나 림프액을 통해 다른 장기로 퍼져나가 그곳에서 덩어리를 만들었습니다(간단한 그림을 그리면서 설명한다).[H: 이해하기 쉽게 이야기한다]

환자: 그렇게 많이 진행되었단 말씀입니까?(상당히 충격을 받은 모습) 그럼 이제 얼마나 남은 것입니까?

의사: 얼마나 남았느냐는 말씀은……?[RE: 환자 심정의 배경을 살핀다]

환자: 재발이고, 전이를 했다는 것은 이제 말기라는 말씀 아닙니까?

의사: 손을 쓸 수 없지 않을까 하고 걱정하시는 것입니까?[RE: 걱정을 탐색한다]

환자: 예. 이제 달리 방법이 없는 것이 아닐까 해서요.

의사: 그렇게 생각하시는군요. 재발, 전이라고 하면 나쁜 이미지가 떠올라 걱정이 되시겠지요.[RE: 환자의 심정에 공감을 표시하는 대응] 가망이 없거나 손쓸 방법이 없는 것은 아닙니다. 대응할 수단은 분명 있습니다.[RE: 희망이 없지는 않다는 정보를 전달] 이제부터 자세한 치료 내용에 대해 말씀 드리려고 합니

다만, 지금까지의 상황은 충분히 이해하셨습니까? 이해하기 힘든 부분이 있으시면 다시 한번 설명해 드리겠습니다.[H: 병세에 대한 이해 정도 확인, 이야기의 진행상황 확인]

[해설]

재발 전이와 관련한 병세에 대해서 설명한 뒤 치료 내용으로 옮겨가게 되는데, 이때도 병세에 관한 충분한 인식과 이해가 중요하다. 그렇지 않으면 치료에 대한 이야기를 해도 결국은 원점으로 돌아가 버린다. 상황에 대한 환자의 인식을 잘 확인하고 이해가 부족한 부분은 보충해주는 일이 중요하다. 환자의 불안감에 대해 공감하는 태도를 취함으로써 의사가 환자 편이라는 점을 인식시키고 신뢰를 얻는 일도 중요하다.

- 3단계(轉): 치료를 포함한 앞으로의 일에 대해 이야기한다

화학요법(카페시타빈)에 대해 설명할 때

의사: 항암제 치료를 한 뒤의 일을 말씀 드리자면, 유감스럽게도 병이 완치되기 어려운 상황이기 때문에 치료 목표는 암이 진행되는 것을 막아내면서 '암과 사이 좋게 지내는 것'이 될 것입니다.[A: 치료 목표를 분명하게 전달]

환자: 그 말씀은 화학요법을 써도 별다른 효과가 없어 결국은 죽게 된다는 말씀입니까? 화학요법 말고 다른 방법은 없습니까?

의사: 어떻게 될지 모른다는 것 때문에 불안하시겠지요.[RE: 감정적인 말을 잘 받아낸다] '암과 사이 좋게 지낸다'는 점에서, 항암제라는 것은 부작용이 있을 수도 있고, 효과가 없으면서 상태가 더 악화되기도 합니다. 그럴 때에는 항암제만으로는 '암과 사이 좋게 지내기'가 불가능합니다. 중요한 것은 항암제와 병행해 나가는 치료로서ㅡ병행이 아니라 단독으로 하는 경우도 있습니다만ㅡ '완화치료' 입니다. 이 완화치료를 제대로 해나가는 일이 중요합니다.

환자: 완화치료란 말기 케어나 호스피스를 말씀하시는 것입니까? 제 상태가 그렇게 나쁜 것입니까?

의사: 완화치료에 대해 말씀 드리니까 상태가 그 정도로 나쁜가, 말기상태란 말인가 하는 생각이 들어서 걱정되시나 봅니다.[RE: 환자의 입장을 이해하고 공감] 완화치료나 호스피스에 관해서는 일반적으로 상당한 오해가 있습니다. 완화치료는 암과 관련된 증상을 완화시키기 위한 치료를 말하는데, 전에는 말기에만 시행하던 치료라서 말기치료라고도 불렀습니다. 하지만 암과 관련된 증상은 그 진행이 초기 단계부터 나타나는 경우도 있어서, 최근에는 완화치료에 대한 인식이 바뀌었습니다. 수술이나 방사선, 항암제 치료를 하는 초기 단계에서부터 완화치료를 병행해서 시행해 나가고 있습니다.[A: 완화치료에 대해 이해를 시킨다]

환자: 완화치료가 필요하다는 건 이해할 수 있습니다만, 아직 이렇

게 건강한데 꼭 그 치료가 필요한지 잘 모르겠습니다.

의사: 글쎄요. 현재 ○○○씨에게는 특별한 증상이 없어 당장 그 치료가 필요하지는 않습니다. 단지 가까운 미래에, 또는 한참 후가 될 수도 있겠습니다만, 완화치료가 필요한 상황이 오리라고 예상되기 때문에 염두에 두고 계셨으면 합니다. [A: 완화치료에 대한 설명]

[해설]

재발을 통고할 때 '완치는 어려우며 암과의 공존을 지향한다'는 목표를 제시하는 일이 중요하다. 이 시점에서 '완화치료'에 대해서도 설명하고 환자가 현재의 상황을 어떻게 인식하고 있는지, 완화치료에 대해서는 얼마나 이해하고 있는지를 파악하면서, 상태가 악화될 경우에는 어떻게 해야 하는지를 이야기해두는 것이 환자가 미래를 설계하는 데 있어서 중요한 일이라고 생각한다.

제9장

말기암의 경우

1. 수액요법(hydration)

　말기암 환자에게 수액(輸液)요법을 중단하는 문제에 대해서 환자마다 다른 반응을 보인다. 영양분을 공급 받을 수 없다거나 임종이 빨라진다고 생각해서 불안해하는 환자가 있는가 하면, 수액주입 때문에 고통이 더 증가한다거나 남에게 부담이 되는 느낌이 든다는 환자도 있다. 수액요법을 '무의미한 연명'이라고 생각하는 환자가 있는가 하면, 수액을 주입 받는 것만으로도 안심이 된다고 하는 환자도 있다. 다시 말해서, 수액에 대한 말기암 환자의 생각은 모순된 면이 있으며 환자나 가족들의 가치판단도 다양하다. 따라서 수액요법을 선택하는 일에서는 신체적·의학적 요인만 고려할 것이 아니라 환자가 지금 무엇을 중요하게 생각하는지에 대해서도 배려를 해야 한다.

최근 연구에 따르면, 말기암 환자의 '삶의 질(웰다잉)'을 결정하는 것은 신체적인 편안함 뿐 아니라 정신적 평온, 삶의 의미나 가치, 희망, 가능한 치료를 다 받았다는 생각 등이 중요하다고 한다. 수액요법을 할지 여부는 그 치료가 환자의 삶에 필요한 것인지 방해가 될 것인지의 관점에서 개별적으로 검토해야 한다. 따라서 진료팀 전체가 환자의 인생관을 함께 살펴볼 필요가 있다.

환자가 자신의 병세를 정확히 알고 나면, 수액요법 대신 그 시간을 가족과 함께 보내거나 추억이 있는 소중한 장소에 가는 것에 쓰려고 할 수도 있다. 병원 대신 집에서 자연스럽게 죽음을 맞이하기를 원하는 환자도 있다. 반대로 수액이 삶을 지탱하는 정신적 기둥이라고 생각하고 계속 주입 받기를 원할지도 모른다. 환자가 자신의 '삶의 질' 유지에 수액이 도움 되지 않는다고 판단한 경우에는 수액을 강요하지 말아야 한다. 수액을 정신적 기둥으로 여기는 환자가 투여를 거부당하는 일도 없어야 한다. 이번 장에서는 말기암 환자에게 수액요법을 행할 경우에 자주 볼 수 있는 환자 및 가족들과의 커뮤니케이션에 대해 구체적 예를 몇 가지 제시한다.

1) 의학적으로는 수액요법이 필요 없다고 판단되지만 환자가 원하는 경우

흉수나 부종 등 체액 과잉으로 인해 고통이 심하거나 입으로 수분을 섭취할 수 있어서 의학적으로 수액요법이 필요 없다고 판단되는데도 불구하고 환자가 원할 경우가 있다. 그 때는 수액요법을 원하는 환자의 마음에 초점을 맞춘 커뮤니케이션이 필요하다.

"…… 물론, 이 상태로 계속 가면 체력이 점점 떨어질 것이라고 생각하실 것입니다. 그것은 정말 걱정되는 일이지요(수액요법을 하느냐의 문제만이 아니라 그 배경에 있는 환자의 불안감, 대개는 '이대로 계속 체력이 떨어질 것 같은 불안'에도 초점을 맞추고 공감한다). 우선 지금보다 체력이 더 떨어지지 않도록 하는 방법에 대해 충분히 의논해 봅시다(스테로이드나 메틸페니데이트 처방의 적응증이 되는지에 대해 검토한다). 수액요법을 하더라도 우선 소량으로 시작해 보고 효과와 상태를 지켜봅시다. 수액이 들어가면 몸에 부담이 되어서(흉수나 복수가 증가해서) 힘들어지는 수도 있으니 주의 깊게 지켜보면서 조절해 갑시다."

2) 환자와 가족들이 수액요법을 원하지 않는 경우

환자에 따라서는 자신의 가치관에 따라 수액요법을 원하지 않는 경우도 있다. 환자가 원하지 않는 이유에 충분히 귀를 기울이도록 한다.

"수액요법으로 ○○○ 증상을 편안하게 해줄 수 있습니다. 하지만 조금 전에 여쭤봤을 때는 수액요법을 원하지 않는다고 하셨습니다. 어떤 생각에서 원하시지 않는지 말씀해 주시겠습니까?(수액요법을 하거나 하지 않는 문제뿐 아니라 그 배경에 있는 이유에도 초점을 맞춘다. 자연에 맡기고 싶다는 가치관, 효과가 없다는 생각, 수액요법에 관한 부정적 경험이 관련될 수 있다) …… 그렇습니까? 그런 것 때문이라면…… (오해라면 그것을 해소할 수 있도록 설명해준다. 가치관 때문이라면 환자 개개인의 가치관을 존중하는 선택을 한다)."

환자에 따라서는 "이제 충분히 살았으므로 수액요법에 구속 받지 않고 죽음을 맞이하고 싶다"라는 일관된 가치관에 의해서 수액요법을 원하지 않는 수도 있다. 혹시 우울증 탓이거나 증상에 대한 오해 때문은 아닌지 알아보면서 환자의 심정을 이해하도록 노력한다.

"그런 생각을 하시게 된 것에는 무엇인가 계기가 있습니까? 주변의 어느 분이 비슷한 경험을 하셨습니까? 아니면 무엇인가 다른 이유가 있습니까? 괜찮으시다면 말씀해 주시지 않겠습니까? …… 과연 그런 일이 있었군요 (수액요법에 의해 고통이 심해졌다고 생각하는 경우나 병세에 대해 과도하게 비관적으로 보는 경우에는 정확한 정보를 제공한다)."

"저희는 ○○○씨의 의견을 소중하게 생각하고 있습니다. 우선 지금 상태에서 저희가 수액요법의 효과에 대해서 예상하는 내용을 말씀 드리겠습니다. 현재 상황에서 수액요법은 ……을 목적으로 시행합니다. 수액요법을 함으로써 ……와 같은 좋은 점이 있습니다. 반대로 ……와 같은 문제가 발생할 가능성도 있습니다. 종합적으로 보면 ○○○씨가 말씀하신 대로 수액요법을 하지 않고 지켜보는 것이 좋은 방법이 될 수도 있습니다."

"현 상태라면 비교적 간단한 방법으로 소량의 수분을 보충할 수 있어서, 지금 정도의 상태를 O개월 정도 유지할 수 있을 것 같습니다. 수액요법을 함으로써 고통이 더 심해지지는 않을 것입니다. 수액 주입도 하루 종일 계속하는 것이 아니라 밤에 주무실 동안만 주입하고, 낮에는 중단한 채로 마음대로 움직이실 수 있습니다."

"수액요법을 하지 않는 것은 OOO씨나 가족분들의 의향에 따라 가능합니다. 그런 선택을 내렸을 때 어떤 결과일지 잠시 말씀 드리겠습니다. 보통 입으로 수분을 섭취할 수 없는 상태에서 수액요법을 하지 않으면 서서히 졸려서 꾸벅꾸벅 졸다가 나중에는 깊은 잠에 빠져듭니다. 이러한 변화는 환자분에 따라 다릅니다만, 당장은 아니고 수일이나 수주일 동안 일어날 것입니다. 수액 주입을 중지함으로써 고통이 더 심해지는 일은 거의 없습니다. 혹시라도 고통이 심해지는 경우는 지금까지 해온 대로 충분한 완화치료를 할 것입니다."

3) 부종 등 체액 정체 증상이 심한 경우의 수액 감량 제안

체액 과잉으로 인한 증상이 심해진 경우 이를 완화시키기 위해 수액 주입량을 줄이도록 권한다. 그러나 수액 주입을 감량하면 영양공급이 부족해진다고 여기고 죽음에 대한 불안감이 커지거나, '이제 어떤 치료도 받을 수 없다' 라는 버림 받은 기분이 들 수 있다. 수액 주입을 감량해도 빨리 쇠약해지지는 않으며 환자를 아무런 치료 없이 방치하는 것이 아니라는 말을 진심으로 전달하는 것이 중요하다.

"최근에 부종이 심해졌군요. 지금 상황을 보면, 수액요법으로 들어가는 수분을 적절히 사용하지 못해 오히려 몸에 부담이 되고 있는 것 같습니다. 현재로선 수액 주입량을 조금 줄여야 부종도 빠지고 몸도 움직이기 쉬워질 것 같습니다(소변 보시는 횟수가 줄어서 화장실에서 체력을 덜 소모해도 됩니다). 수액 주입량을 줄이면 급격히 쇠약해질 것이라고 염려하시는 분도 많습니다. 하지만 체력의 약화는 병세 자체가 진행하기 때문인 것이고, 수액 주입량을 줄이는 것만으로는 크게 쇠약해질 일은 없으니까 안심하십시오."

4) 환자가 수액요법을 원하지 않고 의학적 적응증도 아닌데 가족들이 원하는 경우

입으로 영양이나 수분을 충분히 섭취할 수 없는 환자의 경우에는 본인뿐 아니라 가족들 또한 정신적 고통이 크다. 따라서 가족들도 보살핌의 대상으로 생각해야 한다. 특히 가족들이 계속 수액요법을 요구하는 것은 '충분한 치료를 해주지 못했다', '아무 것도 해줄 것이 없다' 는 무력감의 표현인 경우가 많다. 수액 이외의 방법으로 가족들이 함께 환자를 보살피는 일에 참여할 수 있도록 하는 것이 중요하다.

"(이렇게 아무 것도 먹지 못하고 있는데 무엇인가 해야 하지 않겠느냐는 가족들의 의견에 대해) 그렇습니다. 최근 며칠 동안 많이 지치신 것 같습니다. 곁에서 지켜보시는 가족분들도 힘드시겠지요."

"(아무 것도 먹지 못하게 되었으니 수액 주입이라도 해주고 싶다는 가족들의 의견에 대해) 그러시겠지요. 하실 수 있는 것은 모두 해 드리고 싶으실 것입니다. 저희도 가능한 모든 것을 해 드리려고 합니다."

"현재 수액요법을 하고 있지 않다고 해서 충분한 처치를 하지 않는 것은 절대 아닙니다. 지금은 수분을 몸 밖으로 내보내는 기능이 약해져 있어서 복수가 증가하거나 (가슴에 물이 차서) 쓸데없이 몸에 부담을 주는 듯해서 그러는 것입니다. 수액요법을 하지 않아서 몸이 약해진 것이 아니고, 앓고 계신 병 때문에 (간이 나빠져서) 몸을 유지할 수 없게 되신 것입니다. 그래서 수액을 주입하기보다는 환자분이 불편하지 않도록 입을 적셔 드리는 것과 같은 조치를 하는 편이 좋은 방법이라고 생각합니다. 어떻게 생각하십니까?"

"가족분들께서 환자분에게 계속 말을 붙이시거나 마사지를 해 드리면 ○○○씨도 마음이 편하실 것이라고 봅니다. 저희와 함께 해 보지 않으시겠습니까? 그 밖에 ○○○씨가 좋아하실 만한 일이 뭐가 있을까요?"

〈표 9-1〉 수액요법에 관한 커뮤니케이션

의학적으로는 수액요법이 필요 없다고 판단되지만 환자가 원하는 경우
"…… 물론, 이 상태로 계속 가면 체력이 점점 떨어질 것이라고 생각하실 겁니다. 그것은 정말 걱정되는 일이지요." "우선 지금보다 체력이 더 떨어지지 않도록 하는 방법에 대해 충분히 의논해 봅시다 (스테로이드나 메틸페니데이트 처방의 적응증이 되는지에 대해 검토한다). 수액요법을 하더라도 우선 소량으로 시작해 보고 효과와 상태를 지켜봅시다. 수액이 들어가면 몸에 부담이 되어서(흉수나 복수가 증가해서) 힘들어지는 수도 있으니 주의 깊게 지켜보면서 조절해 갑시다."
환자와 가족들이 수액요법을 원하지 않는 경우
"그런 생각을 하시게 된 것에는 무엇인가 계기가 있습니까? 주변의 어느 분이 비슷한 경험을 하셨습니까? 아니면 무엇인가 다른 이유가 있습니까? 괜찮으시다면 말씀해 주시지 않겠습니까? …… 과연…… 그런 일이 있었군요." "저희는 ○○○씨의 의견을 소중하게 생각하고 있습니다. 우선 지금 상태에서 저희가 수액요법의 효과에 대해서 예상하는 내용을 말씀 드리겠습니다. 현재 상황에서 수액요법은 ……을 목적으로 시행합니다. 수액요법을 함으로써 ……와 같은 좋은 점이 있습니다. 반대로 ……와 같은 문제가 발생할 가능성도 있습니다. 종합적으로 보면 ○○○씨가 말씀하신 대로 수액요법을 하지 않고 지켜보는 것이 좋은 방법이 될 수도 있습니다."
부종 등 체액 정체 증상이 심한 경우의 수액 감량 제안
"최근에 부종이 심해졌군요. 지금 상황을 보면, 수액요법으로 들어가는 수분을 적절히 사용하지 못해 오히려 몸에 부담이 되고 있는 것 같습니다. 현재로선 수액 주입량을 조금 줄여야 부종도 빠지고 몸도 움직이기 쉬워질 것 같습니다(소변 보시는 횟수가 줄어서 화장실에서 체력을 덜 소모해도 됩니다). 수액 주입량을 줄이면 급격히 쇠약해질 것이라고 염려하시는 분도 많습니다. 하지만 체력의 약화는 병세 자체가 진행하기 때문인 것이고, 수액 주입량을 줄이는 것만으로는 크게 쇠약해질 일은 없으니까 안심하십시오."
환자가 수액요법을 원하지 않고 의학적 적응증도 아닌데 가족들이 원하는 경우
"그렇습니다. 최근 며칠 동안 많이 지치신 것 같습니다. 곁에서 지켜보시는 가족분들도 힘드시겠지요. 하실 수 있는 것은 모두 해 드리고 싶으실 것입니다. 저희도 가능한 모든 것을 ○○○씨에게 해 드리려고 합니다." "가족분들께서 환자분에게 계속 말을 붙이시거나 마사지를 해 드리면 ○○○씨도 마음이 편하실 것이라고 봅니다. 저희와 함께 해 보지 않으시겠습니까? 그 밖에 ○○○씨가 좋아하실 만한 일이 뭐가 있을까요?"

2. 진정요법(sedation)

고통 완화를 위한 완화적 진정(鎭靜)요법이란 "환자의 의식을 저하시키거나 의식 저하를 허용함으로써 견디기 힘든 치료 저항성 고통을 완화시키기 위해 약물을 투여하는 것"이다. 이것은 다른 방법으로는 해결할 수 없는 고통을 완화시키는 수단으로 이용된다.

이번 장에서는 진정에 관한 말기암 환자 및 가족들과의 커뮤니케이션에 대해, 임상적으로 자주 발생하는 상황을 예로 들어 살펴본다.

1) 환자에게 의사결정 능력이 없는 경우, 가족들에게 물어 봐서 환자의 생각을 추정한다

진정요법을 실시하려고 할 때 환자에게 의사결정 능력이 없는 경우가 종종 있다. 환자의 평소 가치관이나 예전에 그가 밝혔던 의향에 비추어 현 상태에서 환자가 무엇을 원할지에 대해서 가족들과 함께 신중하게 검토한다. 이때 ① 가족들로부터 환자의 의견을 추정하는 것이지 모든 의사결정의 책임을 가족이 지는 것은 아니라고 하는 점, ② 진정요법에 관한 결정은 가족들이나 의사가 단독으로 내리는 것이 아니라 의료팀과 가족이 함께 책임을 진다는 점을 분명하게 해두어야 한다.

• 환자가 의사표시를 할 수 있다면 어떤 것을 원할지 가족들과 상의한다.
"○○○씨에게 직접 물어 보는 것이 가장 좋겠습니다만 지금은 사정이 여의치 않으니 앞으로의 일에 대해서 가족분들과 상의를 했으면 합니다. 저희는 지금까지 OOO씨의 뜻에 따르는 치료를 하고자 했습니다. 만약 지금 OOO씨가 자유롭게 말씀하실 수 있는 상황이라면 어떤 치료를 가장 원하실 것 같습니까? 이런 점과 관련해서 전에 달리 말씀하셨던 것은 없습니까?"

- 가족들로부터 얻은 정보를 바탕으로 진정요법이 최선책이라고 판단하였다면, 그 내용에 대해서 설명하고 책임을 공유한다.

"지금 말씀해주신 내용으로 보자면, 잠들어 계신 것처럼 보이더라도 고통을 느끼시지 않도록 해 드리는 것이 가장 좋은 방법일 듯합니다. 어떻게 생각하십니까?"

"이것은 정말 내리기 힘든 결정이라고 생각합니다. 가족분들께서 책임을 지시라고 하는 것은 절대 아닙니다. 저희는 다만 가족분들의 의견을 여쭤보고 나서 가장 좋은 방법을 책임감을 가지고 시행하려는 것입니다."

2) 진정요법에 대해 설명한다

환자나 가족들에게 제공하는 정보로서 검토해야 할 내용은 전신상태(예상되는 상태와 예후 등), 고통의 문제(진정요법 이외의 방법으로는 고통을 완화시킬 수 없다고 판단한 근거 등), 진정요법의 목적(고통의 완화), 진정요법의 방법(의식을 저하시키는 약제를 투여하며 상황에 따라 중지할 수 있다는 점 등), 진정이 미치는 영향(커뮤니케이션과 예후에 미칠 영향), 진정요법 후의 치료와 케어(고통 완화를 위한 치료와 케어는 지속된다는 점 등), 그리고 진정요법을 시행하지 않을 경우에 예상되는 상태.

- 진정요법에 대한 선택사항을 제시한다.

"지금은 고통을 완화시키기 위해서 최선의 조치를 하고 있습니다만, 의식을 유지한 상태로 증상을 완전히 없애는 것은 어려울 것 같습니다. 고통을 더 완화시키기 위한 방법으로는 진정요법이 있는데, 진정상태의 깊이에 따라 조금 조는 상태로 둘 수도 있고 푹 주무시게 하는 방법도 있습니다. 어느 정도의 고통이면 될지, 어느 정도로 주무시게 하는 것이 좋을지는 사람마다 다르기 때문에 조금 상의를 했으면 합니다."

- 진정이 커뮤니케이션이나 예후에 미치는 영향에 대해서 설명한다.

일반인을 대상으로 한 진정요법 관련 조사에서 많은 사람들이 궁금해한 점은 커뮤니케이션이 어느 정도 가능한지에 대해서였다. 그리고 사망 직전에 발생하는 치료 저항성의 고통은 그 자체가 신체의 장기(臟器)장애와 연관된 경우가 많기 때문에 진정요법을 시행한다고 해서 예후에 의미 있는 영향을 주지 않는 것으로 나타났다. 그러므로 가족들이 '환자의 생명을 단축시키는 것은 아닐까?'라고 하는 자책감을 갖지 않도록 하는 일도 중요하다.

• 커뮤니케이션에 미치는 영향

(얕은 진정) "꾸벅꾸벅 조는 상태로 만들어서 고통을 완화시키면 괴로움은 별로 느끼시지 않게 됩니다. 하지만 멍하신 상태이므로 복잡한 대화나 생각은 하기 어려워질 수도 있습니다."

(깊은 진정) "푹 잠들게 만들어서 고통을 완화시키면 괴로움은 느끼지 않게 되지만 가족들과 이야기하기는 어려워질 것입니다."

• 예후에 미치는 영향

"진정제를 투여하면 수명이 단축되지 않을까 걱정하실지 모르겠습니다. 하지만 목적이 고통을 완화하는 것이므로 약은 건강한 사람의 심장과 폐에 영향을 주지 않을 정도의 양을 사용합니다. 환자분이 지금 숨쉬기 힘드신 것은 종양이 폐로 퍼져 있어서 공기가 통하지 않기 때문이고, 이 자체가 생명을 유지하기 힘든 상태를 의미합니다. 따라서 진정제를 사용한다고 해서 그 때문에 반드시 수명이 단축되는 것은 아닙니다."

3) 사전에 환자나 가족들의 의사를 확인한다

진정요법이 필요한 상황이 되었는데 이미 환자가 의사결정을 할 능력이 없어진 경우가 종종 있다. 따라서 그 전에 환자나 가족들이 진정요법에 대해 알고 싶어할 경우에는 정보를 제공하고 미리 의논해두는 것이 바람직하다. 앞으로 겪게 될 고통에 대해서 환자가 불안감을 표현할 때, 예를 들어 "선생님, 앞으로 고통은 더 심해지는 것입니까?" "어머니께서 돌아가실 때 몹시 고통스러워하셨습니다. 저도 그렇게 되는 것입니까?"와 같은 말을 했을 경우에는 진정요법의 선택에 관해 사전에 상담하는 계기가 되곤 한다.

- 고통의 완화를 위해 노력하겠다는 약속을 하고, 보다 자세한 내용을 의논할 준비가 되어 있는지 알아본다.

"앞으로 고통스러운 일이 더 많아져서 힘들지 않을까 걱정하고 계실 것입니다. 그러나 과거와는 달리 여러 가지 대책이 있습니다. ○○○씨의 고통을 가능한 한 줄여 드리기 위해서 충분히 대비하고 있으니 안심하십시오. 구체적인 방법에 대해 지금 상담해두는 편이 좋으시겠습니까?"

- 고통을 완화시키기 위한 표준적인 수단과 그 효과에 대해 설명한다.

"통증은 앞으로 좀 더 심해질지도 모르겠습니다. 대개의 통증은 진통제를 조절해서 완화시킬 수 있습니다. 상황에 따라서 졸음이 쏟아지거나 꾸벅꾸벅 조는 상태가 될 수도 있습니다. 물론 그때 그때 ○○○씨의 의견을 물어 보면서 치료해 나갈 생각입니다. 하지만 혹시 진통제로 통증이 충분히 완화되지 않을 때는 진정제 등을 사용해서 몇 시간쯤 주무시게 함으로써 고통을 완화시키거나 괴로움을 느끼시지 않도록 할 수도 있습니다."

4) 환자와 가족들 간에 의견이 다를 때

진정요법에 대해 환자와 가족들 간에 의견이 다른 경우가 종종 있다. 환자의 고통을 가족들이 이해하지 못하는 경우에 이견이 생길 수 있다. 가족들이 환자를 곁에서 돌볼 수 있도록 하고 의료진이 가족들에게 충분한 설명을 해주어서 환자의 고통을 이해할 수 있도록 도와준다. 환자와 가족들이 서로 대화를 통해 모두가 납득할 수 있는 방법을 이끌어내도록 한다. 가족들의 정신적 고통이나 자책감과 같은 심리적 요인이 이견을 낳을 수 있으므로 이를 배려하여 정신적으로 지지한다. 환자와 가족들의 의견이 다르기 때문에 상담을 계속해야 할 때가 있다. 그 동안에는 환자 자신의 의견을 최대한 존중하고, 환자에게 가장 득이 되는 수단을 검토한다.

- 가족들이 진정요법을 원하지 않으면 그 이유를 물어 보고 불안감에 대처한다.

"말씀을 들어보니 ○○○씨의 생각과 가족들의 의견이 다소 차이가 나는 듯합니다. 저희는 되도록 ○○○씨나 가족분들이 모두 받아들일 수 있는 치료를 해나가고자 합니다. 우선 가족분들이 ……를 원하시는 이유나 걱정하시는 점을 말씀해 주시겠습니까? …… 역시 ……를 걱정하고 계시는군요. 그 부분은 잘 알겠습니다. 몹시 괴로우실 거라고 생각합니다 (가족들의 정신적 고통에 대해서 이야기하도록 유도하고 구체적인 걱정거리에 대처한다)."

- 다른 환자의 체험이나 의견을 공유해 보라고 권한다.

"한 가지 제안을 하고 싶습니다. 우선 같은 병실에 계시는 XXX씨가 진정요법에 대해 어떻게 생각하시는지 물어 보시는 것이 어떻습니까? 직접 물어 보기가 곤란하실 것 같으면 저희가 넌지시 이야기를 끌어낼 테니 곁에서 듣고 계시기만 해도 되겠습니다. 그런 다음에 다시 가족분들과 상의하는 것은 어떻겠습니까?"

- 당장 타협 가능한 수단을 제시한다.

"가족분들이 저희와 상담하시는 동안 환자분이 몹시 고통스러워할 경우에는 이렇게 할 수 있을 것입니다. 잠시만이라도 쉬실 수 있도록 약을 드리거나, 깊이 잠들지는 않고 꾸벅꾸벅 조는 정도의 효과만 내는 진정제를 투여하면서 상태를 지켜볼 수도 있습니다."

5) 가족들에 대한 케어

환자가 진정요법을 받고 있는 동안 가족들에 대한 배려와 보살핌도 중요하다. 가족들의 걱정이나 불안을 귀 기울여 듣고, 괴로움이나 신체적·정신적 부담이 덜해지도록 도와준다. 특히 가족들이 진정요법 중인 환자를 위해 할 수 있는 일들(곁에 있어주기, 말 걸기, 손발을 가볍게 주무르기, 좋아하는 음악을 들려주기 등)을 함께 생각한다. 병세의 경과에 대한 정보(환자의 상태, 고통의 정도, 예상되는 변화 등)도 충분히 제공한다. 특히 다른 수단에 대해서도 면밀히 검토하고

〈표 9-2〉 진정요법에 관한 커뮤니케이션

환자에게 의사결정 능력이 없는 경우, 가족들에게 물어봐서 환자의 생각을 추정한다
"○○○씨에게 직접 물어 보는 것이 가장 좋겠습니다만 지금은 사정이 여의치 않으니 앞으로의 일에 대해서 가족분들과 상의를 했으면 합니다. 저희는 지금까지 ○○○씨의 뜻에 따르는 치료를 하고자 했습니다. 만약 지금 ○○○씨가 자유롭게 말씀하실 수 있는 상황이라면 어떤 치료를 가장 원하실 것 같습니까? 이런 점과 관련해서 전에 달리 말씀하셨던 것은 없습니까?"
진정요법에 대한 선택사항을 제시한다
"지금은 고통을 완화시키기 위해서 최선의 조치를 하고 있습니다만, 의식을 유지한 상태로 증상을 완전히 없애는 것은 어려울 것 같습니다. 고통을 더 완화시키기 위한 방법으로는 진정요법이 있는데, 진정상태의 깊이에 따라 조금 조는 상태로 둘 수도 있고 푹 주무시게 하는 방법도 있습니다. 어느 정도의 고통이면 될지, 어느 정도로 주무시게 하는 것이 좋을지는 사람마다 다르기 때문에 조금 상의를 했으면 합니다."
사전에 환자나 가족들의 의사를 확인한다
"앞으로 고통스러운 일이 더 많아져서 힘들지 않을까 걱정하고 계실 것입니다. 그러나 과거와는 달리 여러 가지 대책이 있습니다. ○○○씨의 고통을 가능한 한 줄여 드리기 위해서 충분히 대비하고 있으니 안심하십시오. 구체적인 방법에 대해 지금 상담해 두는 편이 좋으시겠습니까?" "통증은 앞으로 좀 더 심해질지도 모르겠습니다. 대개의 통증은 진통제를 조절해서 완화시킬 수 있습니다. 상황에 따라서 졸음이 쏟아지거나 꾸벅꾸벅 조는 상태가 될 수도 있습니다. 물론 그때 그때 ○○○씨의 의견을 물어 보면서 치료해 나갈 생각입니다. 하지만 혹시 진통제로 통증이 충분히 완화되지 않을 때는 진정제 등을 사용해서 몇 시간쯤 주무시게 함으로써 고통을 완화시키거나 괴로움을 느끼시지 않도록 할 수도 있습니다."

시행해 보았지만 효과가 없었다는 점, 진정요법에 의해 생명이 단축될 가능성은 일반적으로 낮다는 점, 가볍게 진정시켰다가 중단하는 것도 가능하다는 점을 알려준다.

"푹 주무시고 계신 것 같습니다. 간병하시면서 걱정되시는 일이나 아쉬웠던 점은 없습니까?"와 같은 개방형 질문을 이용해 가족들의 불안이나 걱정을 파악한다.

3. 심폐소생 거부(do not resuscitate, DNR)

말기암 환자와 DNR에 대해서 의논하기 위해서는 환자가 어느 정도 병세에 대한 이해를 하고 있어야 한다. 일반적인 개념으로 생각하는 DNR과 자신에게 직접 닥쳐올 일로서의 DNR은 전혀 다를 수 있기 때문이다. 병명을 통보하는 것과는 다르지만, 환자가 병의 구체적 상태에 대해 어느 정도 인식을 가지고 있어야 한다.

1) 언제 말할 것인가

㉠ 외래에서

DNR에 대해 가장 의논하기 쉬운 곳은 외래일 것이다. 아직 일상생활 수행능력(ADL)이 유지되고 있으며, 막연히 죽음을 의식하고 있지만 현실감은 없는 이 시기에는 환자의 의향을 알아보기가 비교적 쉽다. 가능한 한 빠른 단계에서부터 솔직하게 이야기를 나눌 수 있을 정도로 관계를 형성하는 일이 중요하다.

"돌아가실 때의 상황에 대해서 생각해 보신 적이 있으십니까?" 혹은 "만약 임종을 맞게 되신다면 지금까지 계시던 일반 병동이 좋으시겠습니까, 아니면 호스피스나 완화치료 병동이 좋으시겠습니까?"와 같이 앞일에 대해서 생각하는 계기가 될 말을 하고, 그 일환으로 DNR에 대해서도 언급하면 대화하기가 훨씬 수월해진다.

ⓒ 입원하였을 때

입원하였을 때의 첫 면담도 중요하다. 되도록 가족들도 함께 있는 가운데 환자의 의향을 알아본다. 검사나 치료방침에 대해 상담할 때, 그 흐름 속에서 치료방침의 하나로 DNR에 관한 대화를 나누는 것이 바람직하다. DNR은 특별한 것이 아니며 어디까지나 치료방침의 하나라고 하는 인식이 필요하다.

"검사와 치료방침에 대해 말씀 드리려 합니다. 그런데 혹시 상태가 나빠지게 된다면 임종은 어떻게 맞기를 원하십니까?"라고 하는 식으로 이야기한다.

ⓒ 입원치료 중

입원해서 적극적인 치료를 하는 도중에 DNR에 대한 의향을 알아보는 것은 타이밍을 맞추기가 쉽지 않다. 환자가 앞으로 겪을 증상에 대해 불안을 느끼고 있을 때, 치료방침이나 그 후의 경과에 대해 설명할 때 대응책의 하나로서 상담한다.

"지금까지 여러 가지 치료를 해왔습니다만, 앞으로의 일에 대해 생각해 보신 적이 있으십니까?"라고 하는 식으로 말을 꺼내서 앞일에 대해 생각할 계기를 만든다.

ㄹ) 상태가 악화되었을 때

상태가 악화되어 차마 물어 볼 수 없는 경우가 있다. 그럴 때라도 환자에게 의사결정 능력이 있다고 판단되면 DNR에 대한 의향을 알아보는 것이 좋다. 단, 환자의 공포심을 쓸데없이 부채질하지 않도록 공감과 배려의 마음을 가지고 물어 보아야 한다.

"잘 견디고 계시는군요. 환자분을 위해서 해드릴 수 있는 모든 방법을 다하려고 합니다. 하지만 혹시 앞으로 임종을 맞게 되신다면 저희가 어떻게 해 드리기를 원하십니까?"라고 하는 식으로 말하고, DNR에 대해 설명한다.

2) 누가 말할 것인가

ㄱ) 의사

치료방침의 일환으로 DNR에 대해 설명하기 위해서는 의사가 말하는 것이 가장 좋을 것이다. 현 상태에 대한 설명과 앞으로의 전망, 치료방침에 대해 가족들이 함께 있는 가운데 환자에게 적절히 이야기한다.

ⓒ 간호사

간호사가 말하는 경우도 있다. 우연한 대화 속에서 임종과 관련된 이야기가 나오거나, 간호사가 환자와 친해져서 속마음을 물어 보는 일이 가능한 경우이다. 특별히 누군가 정해진 사람이어야 할 필요는 없다. 환자가 말하기에 가장 편한 사람, 신뢰하는 상대면 된다.

ⓒ 가족

가족들이 이야기할 수도 있다. 요양장소를 검토할 때 이 문제도 의논할 필요가 있기 때문이다. 삶을 뒤돌아보고 가족들의 장래에 대해 이야기하는 중요한 상황에서 임종 시의 조치가 주제로 떠오르는 경우도 있다. 진지하게 귀를 기울이고 환자의 의향을 헤아려야 한다.

3) 누구에게 말할 것인가

㉠ 환자에게 의사결정 능력이 있는 경우

환자에게 의사결정 능력이 있는 경우에는 반드시 본인의 승낙을 얻는 것이 DNR의 기본방침이다. 의료인이나 가족들이 '고통스러울 테니까'라고 짐작하는 배려의 마음에서 결정을 내린다 하더라도, 막상 환자 자신은 DNR을 원하지 않는 경우가 있다.

ⓒ 환자에게 의사결정 능력이 없는 경우

의사결정 대리인이 확실한 경우에는 그 대리인에게 DNR에 관해 이야기하고, 환자의 의사를 추정하여 결정하게 한다. 의사결정 대리인이 확실치 않은 경우는 환자의 의사를 가장 잘 추정할 수 있는 사람을 정해서, 환자가 원하리라 생각되고 환자에게 유익할 수 있는 결정을 내리도록 한다.

4) 환경조성

가능하면 환자의 프라이버시가 보장될 수 있는 때와 장소를 확보한다. 1인실이라도 직원이나 가족들이 많이 드나드는 시간대는 피하는 것이 좋다. 병실에 여러 명의 환자가 있는 경우에는 다른 환자가 나가고 없는 시간에 하거나 장소를 면담실 등으로 옮기도록 배려한다. 그것이 어려운 경우에는 "지금부터 중요한 말씀을 드리려고 하는데요, 여기서 해도 괜찮겠습니까?"라고 환자의 동의를 얻는다.

5) 대화의 내용

기본적으로는 말기 상황의 대처방식에 대해 이야기를 나누는 것이지, DNR의 승낙을 얻는 것이 목적은 아니다. 환자나 가족들이 소생처치를 원하는 경우도 있으므로, DNR을 권하는 경우라도 소생처치를 선택할 수 있도록 배려해야 한다. DNR에 대한 승낙을 구하는 경우에는 느닷없이 그 말만 할 것이 아니라, 그 때까지의 경과를 근거로 삼아 차근차근 이야기할 필요가 있다.

㉠ 지금까지의 치료방침

지금까지는 병의 완치나 현상유지를 목표로 치료했으며, 그 목표를 위해 할 수 있는 모든 일을 해왔다는 점에 대해서 설명한다. 결코 포기나 단념의 차원에서 DNR을 이야기하는 것이 아님을 분명하게 전한다.

㉡ 앞으로의 치료방침

추후에도 할 수 있는 모든 대응을 하겠다고 약속한다. 아울러 앞으로의 치료목표에 관해서 의논한다. 가능한 만큼의 생명연장과 상태개선을 목표로 치료할지, 증상완화를 비롯한 '삶의 질' 개선을 목표로 할지를 놓고 대화를 나눈다.

㉢ 임종 시의 대응

임종 시 대응에 대해서는 잠시 사이를 두고 이야기한다. DNR을 추후 치료방침의 일환으로 설명하지만, 치료방침과 똑같은 대응을 임종 시에도 원한다고 볼 수만은 없으므로 주의해야 한다. 임종 시까지는 가능한 한 생명연장을 바라면서도 임종 때만큼은 DNR을 원하는 환자도 있다.

6) 구체적인 대화

㉠ 임종 대응에 대해 이야기를 시작할 때

"임종 시 어떻게 하실 것인지에 대해 이야기를 나눴으면 합니다만,

괜찮겠습니까?"

ⓒ 실제적인 임종 대응 이야기

"가능한 한 오래 견디실 수 있도록 저희도 노력하겠습니다. 다만, 언제가 될지는 몰라도 임종을 맞으실 때가 올 것입니다. 그 때는 두어 가지 대응방법이 있습니다. 1분 1초라도 더 사실 수 있도록 심장 마사지나 인공호흡을 하는 방법과, 가능한 한 편안하게 가족분들이 지켜보는 가운데 임종을 맞으시도록 하고 심장 마사지나 인공호흡 등은 하지 않는 방법, 크게 이 두 가지로 나눌 수 있는데 어느 쪽을 원하십니까?"

ⓒ 환자가 판단을 내리지 못하고 망설일 경우

"이해하기 어려운 부분이 있으시면 무엇이든 질문해 주십시오."

"좀 더 생각할 시간이 필요하십니까? 지금 결정하지 않으셔도 됩니다. 중요한 일이니 차분하게 생각하십시오."

이상과 같은 말을 온정을 담아서 해주는 것이 중요하다.

7) 대화를 마친 뒤의 지지

㉠ 환자의 희망을 존중한다는 뜻을 전한다.

"알겠습니다. 이제 중요한 말씀을 모두 들었으니 원하시는 대로 하겠습니다"라고 환자의 희망을 존중하며 그에 따르겠다고 약속한다.

ⓒ 희망은 언제든지 바뀔 수 있다는 말을 전한다.

"중요한 일인 만큼 앞으로도 상황이 변하면 마음이 바뀔 수 있습니다. 그럴 때는 언제든지 말씀해 주십시오." 상황에 따라 마음이 변하는 것은 당연하다는 점을 알려주고, 그에 따르겠다는 뜻을 전한다.

ⓒ 이야기해준 것에 대해 고마움을 표시한다.

"아주 중요한 말씀을 해주셔서 고맙습니다. 앞으로도 가능한 한 환자분의 뜻에 따라서 힘이 되어 드리겠습니다." 고맙다는 말과 앞으로도 도움이 되도록 노력하겠다는 말을 하고 이야기를 마무리한다.

ⓔ 마무리

임종에 관한 구체적인 이야기를 하고 나서 잠시 눈물을 글썽이는 환자도 있다. 그러나 이는 앞일을 생각하고 흘리는 눈물로, 환자와 가족들에게 대개 플러스가 된다. 눈물은 결코 나쁘지 않다. 이처럼 환자의 속마음을 듣고 봄으로써 환자나 가족들의 뜻을 더 잘 알게 되고, 그에 도움이 되는 이야기를 나눌 수 있게 된다

제 **10** 장

어려운 사례에의 대처방법

1. 우울한 환자

암환자는 진단, 치료, 재발·진행, 말기 등 병의 각 과정에서 다양한 심리적 부담을 경험한다. 대개는 자기 나름의 스트레스 대처방법에 따라, 혹은 친구와 가족 등 주변의 도움을 받아 심리적 부담을 극복해 가지만, 그 중에서는 정신과의사 등 정신보건 전문가의 치료를 필요로 하는 환자도 적지 않다.

우울증은 많은 암환자에게서 볼 수 있는 정신질환의 하나로, 유병률이 10~20% 정도이다.[1] 암환자의 우울증은 심리의 문제를 넘어서 전반적인 삶의 질 저하를 초래하고 항암치료의 선택 등에도 영향을 주므로 적절한 치료가 중요하다.[2]

이번 장에서는 암환자의 우울 증상에 대한 평가와 전문적 치료가 필요할 때의 커뮤니케이션에 대해 살펴본다.

1) 암환자의 우울증과 그 평가

미국정신의학회의 기준에 따른 우울증의 진단기준(DSM-IV)을 〈표 10-1〉에 제시하였다. 우울한 기분, 흥미나 즐거움의 감소 등 5가지 이상의 증상이 2주 이상 계속될 때 우울증으로 진단한다. 암환자의 경우 피로나 활력 저하, 집중력 저하, 불안, 식욕 저하 등의 증상은 암 자체로 인한 증상과 구별하기 어렵다. 하지만 단순히 암 때문에 생긴 증상이라고 넘겨버릴 것이 아니라, 우울증에 따른 증상이 아닌지 의심하고 평가할 것을 권한다.[1] 우울증은 암 의료의 임상 현장에서는 비교적 일반적인 정신질환이지만, 그냥 지나쳐버릴 때가 많아서 적절한 치료가 이루어지지 못하고 있다. 전문가에게 의뢰하고 치료 받도록 하기 위해서는 우울증에 대한 평가가 반드시 필요하다. 정신적 증상을 객관적 정보만 가지고 판단하기는 불가능하므로 환자 자신에게 정신적 증상의 유무나 정도를 적극적으로 질문해야 한다.

주증상인 우울한 기분이나 흥미와 즐거움의 감소, 죽고 싶은 생각 등을 평가할 때 사용되는 질문을 〈표10-2〉에 제시하였다. 죽고 싶은 생각에 대해 직접적으로 질문하는 것이 자살 위험을 증가시키지는 않으며, 오히려 증상에 관한 대화를 나눔으로 해서 이를 통해 지지적인 관계를 맺을 수 있는 이점이 있다.[3] 다만, 죽고 싶은 생각에 대해 평가할 때에는, 우울한 기분과 그 밖의 증상에 대해 경청하고 공감하는 등, 환자의 괴로움에 대해 지지하는 자세를 표시하는 것이 전제가 되어야 한다. 이것을 바탕으로 해서 죽고 싶은 생각에 대해 질문을 하는 배려가 필요하다. 우울증을 적극적으로 평가하는 방법의 하나로, 설문지 등을 이용한 정기적인 선별검사(screening)도 추천된다. 일본 암환자들에게 표준화된 도구는 몇 가지가 있지만, 가장 간편한 방법으로 '괴로움과 지장의 온도계'가 있다〈그림10-1〉.[4)] 입원 시 간호사가 정기적으로 환자로 하여금 이 온도계에 기록하도록 하고, 절단점(cutoff point) 이상의 점수가 나온 경우 정신과 상담을 권하는 시스템인데, 이

〈표 10-1〉 미국정신의학회의 기준에 따른 우울증 진단기준

진단기준에 따른 증상	구체적인 증상 호소
거의 매일 우울한 기분	"늘 울적하다." "매일같이 운다." 등
거의 모든 일상활동에서 흥미나 즐거움이 저하	"매일 보던 드라마도 재미가 없어졌다." "거의 웃지 않는다." 등
체중 감소 혹은 증가(1개월에 5% 이상의 체중 변화), 식욕 저하 또는 항진	
불면 또는 수면과다	"잠들기 힘들다." "중간에 깬다." "아침 일찍 깬다." 등
정신운동성 초조 또는 지체	안절부절 못하고 눈에 띄게 불안한 모습, 대화나 동작이 평소보다 현저히 느려진 모습 등.
쉽게 피로를 느끼거나 활력의 상실	"귀찮아서 아무 것도 할 생각이 없다." "아침이 되어도 일어날 기력이 없다."
무가치한 느낌, 또는 과도하거나 부적절한 죄책감	"이런 상태로 산다는 것은 의미가 없다." "가족들이나 친지, 일가에게 더 이상 피해를 끼칠 수 없다."

진단기준에 따른 증상	구체적인 증상 호소
사고력과 집중력의 감퇴 또는 우유부단함	"평소 간단하게 할 수 있는 것들(일이나 메뉴 정하기 등)을 하지 못한다." "무엇을 어떻게 해야 할지 모르겠다."
죽음에 대한 반복적인 사고, 자살 염려, 자살 기도, 자살을 위한 구체적 계획수립	"이제 모든 것을 끝내고 싶다." "안락사 시켜 달라."

* 위의 증상 중 우울한 기분이나 흥미나 괴로움의 저하를 포함하여 5가지 이상의 증상이 연속 2주 이상, 거의 매일 지속될 때 우울증으로 진단한다.

〈표 10-2〉 우울증 평가에 사용되는 질문

우울한 기분
"기분이 늘 가라앉아 있지는 않습니까?" "괴로운 상황이긴 합니다만 우울한 기분이 계속되고 있습니까?" "얼마나 지속되고 있습니까?" "거의 매일 그렇습니까?" "기분이 나아질 때는 있습니까?"
흥미나 즐거움의 저하
"평소 기분전환 방법이나 취미는 무엇입니까?" "그런 활동을 하면 기분이 좋아지거나 몰입할 수 있습니까?" "어느 정도 지속됩니까?" "거의 매일 합니까?" "최근 웃음이 나오거나 즐거우셨던 일은 있었습니까?" (입원 중에는 평소의 취미활동을 할 수 없는 경우가 많으므로 다음과 같이 묻는다) "평소에 보시던 TV 프로그램(책, 잡지)를 입원 중에도 보십니까?" "보시는 동안만이라도 그것을 즐길 수가 있습니까?" "면회를 하시는 것은 즐거우십니까?"
죽고 싶은 생각
"기분이 자꾸 가라앉는다고 하셨는데, 이제 모든 것을 끝내고 싶다고 생각한 적도 있습니까?" "아까 말씀으로는 굉장히 괴롭다고 하셨는데, 이렇게 산다는 것은 의미가 없다고 느낀 적이 있습니까?" (위 질문에 '있다'고 대답한 경우에는) "자살까지 생각하신 적도 있습니까?"

에 힘입어 우울증 환자들이 치료를 받게 되는 비율이 높아졌다고 보고되었다.[5]

2) 전문가에게 의뢰하기

스트레스 요인을 줄여주는 등 일반적인 우울증 대처방법을 사용해도 상태가 좋아지지 않을 때나 환자가 자살할 염려가 있을 때에는 정신과의사에게 의뢰할 필요가 있다. 정신질환이나 정신치료에 대한 저항감이 있는 사람들이 많으므로, 전문치료를 환자에게 권할 때는 신경을 써야 한다. 프라이버시가 보장된 장소에서 상담을 하고 적절한 시간을 정하는 등 일반적으로 필요한 요건은 다른 환경의 커뮤니케이션에서와 마찬가지이다.

정신보건 전문가에게 원활하게 의뢰를 하기 위해서는 단순히 정신증상을 발견하고 평가하는 것을 넘어서, 문제의 정신증상을 환자 자신이 어떻게 생각하고 무엇을 원하는지 주치의나 간호사가 잘 이해하는 일이 중요하다. 의뢰의 이유나 필요성을 환자와 공유하기 위해 주치의나 간호사 등은 "마음이 괴로워서 어떤 일에 곤란을 겪습니까?"와 같은 질문을 통해 환자 자신이 생각하는 문제를 묻는 것이 좋다(표 10-3). 환자 자신이 염려하는 문제로는 "마음이 안정되지 않아 괴롭다", "밤에 잠이 안 와 힘들다", "일이 손에 잡히지 않는다", "식구들한테 걱정을 끼치고 싶지 않지만 밝게 지낼 수가 없다", "이렇게 괴로워서는 항암치료를 계속 받을 수 있을지 걱정이 된다" 등 여러 가지가

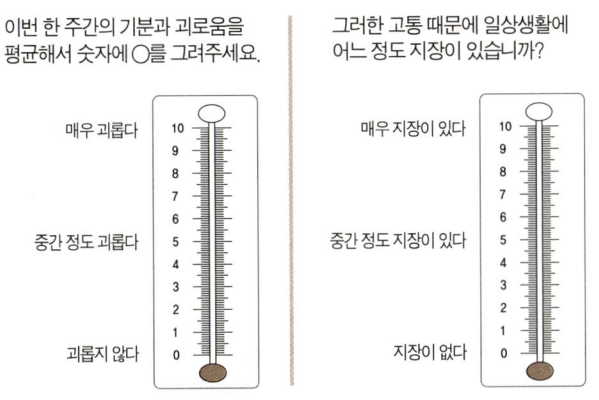

<그림 10-1> 괴로움과 지장의 온도계

있을 수 있다. 주치의나 간호사는 환자 자신이 인식하는 문제들을 상담하면서 그것을 해결하기 위해서는 정신보건 전문가의 도움이 필요하다고 설득할 필요가 있다.

전문가와의 상담을 권했을 때 환자가 정신질환이나 정신과치료에 대한 염려를 나타내는 경우가 있다. 이럴 때는 우선 환자의 걱정이 어떤 것인지 가능한 한 구체적으로 들어야 한다. 일단 환자의 걱정에 공감하면서, 전문가와의 상담은 전혀 특이한 일이 아니며 원활한 항암치료를 위해 유익하다는 점을 설명한다(표10-4). 우울증 선별검사를 실시하고 있는 경우, 우울한 기분을 치료하는 일은 암 자체의 치료에도 매우 중요하므로 통상적으로 의뢰하고 있다고 환자에게 설명할 수 있다.

의료진이 정신과의사 등 전문가에게 자문 의뢰를 할 때에는 의뢰이유를 확실히 밝히는 것이 좋다. 환자가 전문가에게 원하는 도움과 충고(예를 들어 "앞으로 항암치료를 계속할 수 있도록 도움을 주기 바란다"

"가족들과의 관계가 악화될까 봐 걱정이다")나 전문가에 관한 걱정("억지로 약을 먹이는 것은 아닐까?" "암 치료에 방해가 되는 것은 아닐까?" 등), 그리고 의료진의 우려("우울증이 의심된다", "자살 위험을 평가해 달라" 따위) 등을 포함시키는 것이 좋다. 이는 의뢰 후 정신과의사가 환자와 치료계약을 맺을 때 큰 도움이 된다.

3) 가족들에 대한 정신적 지지

암환자의 가족들은 환자의 보호자인 동시에 환자와 마찬가지로 암의 경과에 따라 스트레스를 받기 때문에 제2의 환자라고 하는 측면도 지니고 있다. 선행연구에 따르면 암환자 가족들의 10~30%에서 각종 정신과적 문제가 있다고 한다.[6]

가족들은 대개 "환자는 내가 아니다"라거나 "내가 겪는 괴로움까지 의료진에게 이야기하면 부담을 주는 일이다"라고 생각하는 경우가 많다. 의료진 역시 가족들에게 보호자로서의 역할만을 기대해서, 증상에 대해 알릴 때 환자 본인에게 말할 수 없는 민감한 정보도 전달하는 등 심리적 부담을 안겨주는 경향이 있다. 의료진, 특히 간호사는 가족들을 처음 대할 때나 가족들의 부담감이 크다고 느꼈을 때 "가족으로서 느끼는 힘드신 점에 관해서도 주저하지 마시고 말씀해주십시오"라든가 "가족분들의 스트레스를 줄이는 것이 환자 치료를 위해서도 중요합니다"라고 하는 식의 메시지를 적극 전달함으로써 환자 가족들이 자신들의 문제를 터놓고 이야기하도록 이끄는 일이 중요하다.

〈표 10-3〉 환자 자신이 인식하는 문제나 요구를 알아내는 데 사용되는 질문

> "어떤 일로 곤란을 겪고 계십니까?" "무엇이 제일 걱정되십니까?"
> "마음이 괴로워서 하고 싶어도 하실 수 없는 일이 있습니까?"
> "견디기 힘들어서 누군가와 상담하고 싶으셨던 적은 없습니까?"
> "지금까지 기분전환을 하기 위해 무엇인가를 시도해보신 적이 있습니까? 그래서 생각대로 되었습니까?"

〈표 10-4〉 정신질환과 정신의료에 대한 우려와 그 설명

정신질환에 대해
이렇게 괴로운 것은 내가 약하기 때문이 아닐까? → "암 투병은 누구에게나 큰 스트레스입니다. 밤잠을 이루지 못하거나 마음이 불안한 것은 흔한 일입니다." → "지금 ○○○씨의 상황에서 괴로운 심정이 드시는 것은 당연한 일입니다. 그 괴로움을 인정하고 지금처럼 상담을 해나가면 앞으로 어떻게 해야 좋을지 함께 생각해볼 수 있습니다. 정신적인 고통에 대해서 상담하는 것은 자신이 약해서가 아니라 오히려 미래를 생각하는 강인한 정신에서라고 볼 수도 있습니다." 나는 이상하지 않다. → "저희도 ○○○씨가 이상하다고 생각하지 않습니다. 오히려 고통스러운 상황에서도 잘 견디고 계신다고 생각합니다. 다만, 앞서 말씀하셨던 문제(밤잠을 이루지 못하는 등 환자가 인식하는 문제)를 조금이라도 해결함으로써 좀 더 나은 생활을 하면서 암 치료에 전념하게 된다면 의미 있는 일이라고 생각합니다." 기분의 문제는 기력을 차림으로써 어떻게든 해결된다. → "그럴 수도 있겠습니다. 다만, 여러 가지 시도를 해봤는데도 잘 되지 않을 때는 전문가의 상담을 받아보는 것도 하나의 방법입니다."
정신과 진료에 대해
내가 정신과의 도움을 받고 있다는 사실을 다른 사람에게 알리고 싶지 않다. → "누가 어디에서 치료를 받는지 다른 사람이 알 수 없습니다. 또, 상담을 받으면서 하신 이야기가 다른 사람에게 알려지는 일도 없습니다."

무엇을 상담해야 좋을지 모르겠다.
→ "지금 제게 해주셨던 그런 이야기를 하시면 어떻겠습니까?"
→ "걱정하시는 것을 그대로 말씀하시면 어떨까요? 이야기를 많이 하는 것이 목적은 아니니까 무리해서 이야기할 필요는 없다고 봅니다."

이야기를 한다고 해서 내 문제가 해결되는 것은 아니다.
→ "물론 해결되지 않을 수도 있습니다. 곤란한 일이 생겼을 때 다른 사람에게 털어놓거나 상담을 하다 보면 마음이 편해지고 정리된 기분이 든 적 없으십니까? 병과 마음의 관계에 대해서 배우는 것도 도움이 될지 모릅니다."

어떤 선생님을 만날지, 또 무엇을 해야 할지 걱정이다.
→ "일단 상담을 받아보시고, 서로 잘 맞지 않는 것 같으면 한 번 더 이야기합시다."
→ "마음에 들지 않거나 걱정되는 점은 직접 말씀하셔도 됩니다."

정신과에서 주는 약에 의존성이 생기는 것은 아닌지 걱정된다, 약에 의지하고 싶지 않다.
→ "반드시 약을 복용하는 것은 아닙니다. 먼저 상담을 하시고, 만약 약이 필요하다고 하면 지금 말씀하신 대로 약에 관해 염려하시는 점을 이야기하는 것이 어떨까요?"
→ "정해진 용량을 사용하는 한 의존성이 생기는 경우는 거의 없습니다."
→ "약에 의지하고 싶지 않은 기분은 잘 압니다. 그렇지만 예를 들어 뼈가 부러졌을 때 목발을 사용함으로써 치료가 빨라지는 것처럼, 괴로울 때 고통을 다스리는 약을 일시적으로 복용해서 나아진다면 그것을 의존이라고 볼 수는 없다고 생각합니다."

정신과 약을 복용하여 성격이 변하는 것은 아닌가?
→ "약의 효과는 저하된 기분이나 불안한 증상을 다스려주는 것입니다. 오히려 자신의 본래 모습으로 돌아가는 것에 도움이 된다고 이해하시는 편이 좋을 것 같습니다."

지금은 필요하지 않다.
→ "알겠습니다. 필요하다고 생각되시면 언제든지 말씀해주세요. 저희도 가끔씩 여쭤보도록 하겠습니다."

2. 섬망 환자

섬망(譫妄, delirium)이란 환각이나 망상, 흥분 같은 정신증상을 동반한 의식장애를 이른다. 암의 경과 중 모든 시기에서 볼 수 있지만, 특히 수술 후와 질환이 진행됨에 따라 그 빈도가 높아져서 말기가 되면 30~80%에서 나타난다.[7]

섬망은 위험행동에 따른 사고의 가능성(자살 포함), 커뮤니케이션의 어려움, 치료 선택 등에 관한 환자의 의사결정의 어려움, 의료진의 기력 소진, 입원의 장기화 같은 문제들과 관련되어 있어,[7] 조기에 발견해서 적절하게 치료해야 한다.

이번 장에서는 섬망의 원인, 진단과 치료에 대해 간략히 설명하고 환자 및 가족들과의 커뮤니케이션을 살펴본다.

1) 섬망에 대한 진단

<표10-5>에 미국정신의학회의 진단기준(DSM-IV)을 제시하였다.[8] 전형적인 섬망은 먼저 안절부절못함, 불안, 초조, 수면장애 등의 전구증상을 보인 뒤, 집중력 곤란, 각성도 변화, 정신운동성의 변화(흥분 등), 지각장애(착각·환각 등), 기억력 장애, 시간·장소·환경을 정확히 파악하는 능력인 지남력의 장애, 수면·각성 리듬의 장애 등 다양한 정신증상을 나타낸다. 짜증과 분노와 안도감을 오가며, 불안·공포·우울에 빠지고 의욕 저하가 따르는 등 기분의 변화를 보이기

도 한다. 이러한 증상은 몇 시간에서 며칠 동안 비교적 급성으로 나타나며 하루에도 몇 번씩 변하는 특징(예를 들어 야간에 증상이 악화되는 등)이 있다.

2) 섬망의 원인

암환자의 섬망에는 중추신경계에 대한 직접적인 원인(뇌전이 등)과 간접적인 원인(대사성 뇌증, 전해질 이상, 약물 부작용, 알코올 금단 등)이 있는데, 후자의 경우가 많다. 병기별로 보면 신체 상태가 좋은 시기에는 치료(수술, 화학요법 등)와 연관된 단일요인이 많으며, 말기에는 복합요인이 많다. 진행성이나 말기에 섬망을 보이는 환자를 조사한 결과, 빈도가 높은 원인은 마약성 진통제, 탈수, 간이나 신장 기능 장애 등이며, 가역성이 높은 원인(이를 치료하면 섬망이 개선될 가능성이 큰 것)은 마약성 진통제, 탈수, 약물(마약성 진통제 이외), 고칼슘혈증 등으로 보고되었다. 다시 말해, 진행성이나 말기의 섬망도 원인에 따라 적절한 치료를 하면 개선될 여지가 있다고 밝혀졌다.

3) 섬망의 치료[8]

섬망을 치료하려면 우선 원인을 밝혀야 한다. 신체적 소견이나 검사 소견, 투약 내용의 검토 등을 통해 원인을 알아내어 신체적 원인을 치료하고 원인 약물의 중지·감량·변경 등을 한다.

〈표10-5〉 섬망의 진단기준 (미국정신의학회 DSM-IV)

진단기준	구체적인 임상 증상
A. 주의를 집중·유지·이동하는 능력의 저하를 동반한 의식장애 (즉, 환경을 인식하는 명료함이 저하)	• 질문에 대해 집중하지 못한다. • 이전 질문에 대한 대답과 똑같은 대답을 한다. • 질문을 해도 각성을 유지하지 못해 금방 꾸벅거리며 존다.
B. 인지기능의 변화(기억력 결핍, 지남력 장애, 언어장애 등)가 있고 기존에 존재하는 치매로는 설명되지 않음.	• 최근의 기억이 희미하다. • 새로운 것을 5분 후에는 잊어버린다. • 시간과 장소에 관한 지남력을 잃어버린다. • 물건의 이름을 말하고 쓰기가 힘들다. • 오해(소리를 듣고 친구가 왔다고 생각), 착각(벽의 얼룩을 보고 벌레가 있다고 생각), 환각(사람이 없는 장소에 사람이 있다고 생각)을 보이며, 자주 환각을 현실로 확신하여 불안이나 흥분의 원인이 된다.
C. 단기간에 걸쳐 나타나며(대개 수시간에서 수 일), 하루 중에도 여러 차례 변화하는 경향이 있음.	• 오전에는 얌전하고 협조적이던 사람이 밤에는 수액주사를 뽑거나 방에서 뛰쳐나가려고 한다.
D. 병력이나 신체질환, 검사소견상, 신체적 이상에 의한 생리적 원인이 장애의 직접적인 원인이라는 증거가 있음.	섬망의 원인에 대해서는 뒤에서 설명.

섬망으로 인해 침상 위를 넘어 다니고 수액주사를 뽑는 등 환자 자신을 위험에 빠뜨리는 일이 있으며, 우발적인 자살행위를 보이는 경우도 있다. 따라서 행동의 위험성을 평가하여 위험물을 없애고 자주 회진을 도는 등 안전성을 확보하는 일도 중요하다.

환경적인 개입 또한 도움이 된다. 주위를 인식시키기 위해 밤에도 희미하게 불을 켜놓고, 시간 감각을 유지할 수 있도록 달력이나 시계를 비치하며, 친숙한 환경을 만들기 위해 가정에서 늘 쓰던 물건을 갖다 놓는 것도 좋다. 가족들이나 친숙한 의료진이 자주 접촉함으로써 환자를 안심시키는 것 역시 효과적이다.

원인 발견이나 그 치료가 힘들고 시간이 오래 걸리리라 판단되는 경우에는 대증요법으로서 약물치료를 시행할 때도 많다. 약물치료의 중심은 원칙적으로 항정신병 약물로, 섬망에서의 정신운동성 흥분이나 환각과 망상에 대해 효과가 좋다. 환각과 망상, 흥분, 초조, 불안 등은 환자와 가족들 모두에게 부담이 되므로 항정신병 약물로써 이러한 증상을 억제하는 것도 검토한다. 다만, 벤조다이아제핀계 약제는 섬망을 악화시키는 수가 있으니 단일약제 투약은 피하고 응급용으로 사용하는 것이 좋다.

4) 섬망 환자 및 그 가족들과의 커뮤니케이션

㉠ 환자와의 커뮤니케이션

환자와의 커뮤니케이션은 의식 장애의 정도에 따라 어느 정도 대화가 가능한 경우에서부터 전혀 불가능한 경우까지 다양하다. 아주 경미할 때는 환자 자신이 변화를 깨닫지 못하는 경우도 많다.

섬망에서 회복되어 그러한 일을 기억하는 환자의 80%가 섬망의 망상체험('수액주사에 독이 들어 있다' 등)을 매우 고통스럽게 느꼈다는 보고가 있다.[9] 섬망이 의식장애라고 하지만 이렇듯 환자 자신의 고통과도 연관된 것이다. 어떤 상황이 고통스러운가를 평가하여, 그에 대한 대응과 케어를 의료팀 전체가 검토하는 일이 중요하다.

환자가 장소나 상황을 이해하지 못하고 혼란스러워할 경우, 지남력이나 상황 및 경과에 대한 설명을 반복해주며 지지적으로 대한다(표 10-6). 망상에 대해 공포감을 갖고 있는 환자에게는 망상이라고 직접적으로 설명하는 경우도 있다. 하지만 자신의 호소를 인정하지 않는다면서 흥분하는 환자도 있으므로, 흥분하기 쉬운 상태에서는 부정하지 말고 주의 깊게 관찰하는 것이 필요하다.

회복 후에는 본인의 기억이나 심정을 물어 보고 가족들에게 설명했듯이 섬망 상태가 무엇이며 어떤 원인으로 생겼고 무슨 치료를 했는지 말해준다. 그리고 설명을 들으며 환자가 힘들게 느꼈던 점 등에 대해서 들어준다(표10-7). 단, 이야기를 반복함으로써 고통이 심해지는 경우에는 일시적으로 면담을 중단하기도 하면서 상황에 맞게 대응한다.

정신증상이 지속되는 상태나 회복이 곤란한 상태에서는 계속 케어를 해나가면서 환자의 고통을 이해하는 일이 중요하다.

ⓛ 가족들과의 커뮤니케이션

섬망 상태에서는 환자 본인에게 증상에 대해 물어 보기 어려운 때가 많으므로, 가족들에게서 정보를 얻는 것이 도움이 된다. "언제쯤부터 평소와 다른 모습이 되셨습니까?" "언제쯤부터 변화를 알아차리셨습니까?" "언제쯤부터 불안정해지고 주무시지 못하게 되었습니까?" "장소와 상황을 혼동하던 때가 있었습니까?" 등을 물어 본다. 섬망 상태의 환자를 두고 가족들은 환자가 이상해진 것이 아닐까, 바보가 된 것은 아닐까 하고 불안해한다. 우선 가족들이 어떻게 느끼고 이해하고 있는지를 묻는다. "지금 상태가 어떻다고 느끼십니까?"

〈표10-6〉 환자에게 질문하며 대화하는 법

지남력 장애, 기억 장애
"여기가 어디인지 아십니까?" (환자의 대답) "여기는 ○○병원입니다. ○○○씨는 ……부터 입원해 계십니다." "무엇 때문에 입원하셨습니까?" (환자의 대답) "……한 상태로 입원하셔서 ……한 치료를 받고 계시는 중입니다." "오늘이 몇 월 며칠인지 아십니까?" (환자의 대답) "오늘은 ○월 ○일입니다. ○월 ○일에 입원하셨으니 들어오신 지 ○일 정도가 지났습니다." "○월 ○일에 수술(항암제 투여)을 받으셨습니다. 몸 상태는 어떠십니까?" "아침에도 뵈었는데 기억나십니까?" (환자의 대답) "담당의사 XXX입니다. ○○○씨는 ……한 상태로 입원하셔서 ……한 치료를 받고 계십니다."
환각과 착각
"벽이나 천장에서 무엇인가 보이십니까?" "지금 이 방에는 저랑 단둘이 있습니다만, 다른 누가 있는 것 같습니까?" "저희들 말고 다른 목소리나 무슨 소리가 들립니까? 혼자 계실 때도 들릴 때가 있습니까?" "방안에 무엇인가 이상한 것이 있습니까?"

"놀라셨으리라 생각합니다만, 지금의 상태에 대해서 어떻게 생각하십니까?"라는 식으로 질문한다. 가족들의 오해, 사실과 믿음과의 차이를 파악한다.

그에 이어, 섬망이라고 하는 병에는 지남력 장애나 환각, 망상, 흥분 등 다양한 증상이 따른다는 점, 섬망의 원인과 경과, 치료 등에 대해 설명하여 가족들의 마음을 안정시키고 협조를 구한다(표10-8). 원인을 알게 되면 구체적인 대처방법에 대해서도 이야기해준다.

섬망은 다양한 신체적 문제 등을 배경으로 일어나는 의식장애인데도 흔히 암에 동반된 스트레스 때문에 생기는 정신적인 문제로 오해되곤 한다. 따라서 가족들의 이해 정도를 확인하는 한편 "지금 설명

〈표10-7〉 섬망이 호전된 후 환자와의 커뮤니케이션

> "많이 좋아지셨습니다. 최근 며칠(몇 주) 동안의 일을 기억하시겠습니까?"
> "어떻게 기억하고 계십니까?" '아주 놀라셨겠군요.'
> "어떻게 생각하고 계십니까?" '꿈과 현실 사이를 오가면서……'
> "다시 돌아보니 어떤 생각이 드십니까?" "무섭지 않았습니까?"
> "그렇게 느끼셨군요. 지난 며칠(몇 주)은 섬망이라고 해서, 기억이 희미해지거나 장소와 날짜, 시간을 기억하기 힘든 상황이 발생했었습니다."
> "섬망은 몸 상태나 약물 등의 영향으로 뇌의 활동이 저하되어 일어나는 것입니다. 고통스러우셨으리라 생각하지만, ○○○씨의 정신상태가 불안정해져서 일어난 것은 절대 아닙니다. ○○○씨의 경우에는 ……가 원인이라고 생각되어 ……한 방법을 썼습니다."
> "제 말이 너무 빠르지 않습니까?"
> "놀라셨습니까?"
> "다른 질문은 없습니까?"

드렸듯이 이것은 신체나 약물 등 어떤 원인이 있어 일어나는 상태입니다. 결코 스트레스 때문에 불안정해진 것은 아닙니다"라는 식으로 밝혀둔다.

또 환각이나 망상, 불안, 불면 등에 약물을 사용할 때는 "원인을 검토하고 그에 따른 대응을 하고 있습니다만, 환각이나 흥분, 불면증과 같은 증상에는 증상을 억제하는 약물을 투여하는 대증요법이 있습니다"라고 설명한다.

가족 등 친숙한 사람이 곁에 있으면 치료에 도움이 된다는 설명도 하여 협조를 구한다(표10-8). 그와 동시에 환자 곁에 있는 일, 간병하는 일에 대해 어떻게 느끼고 있는지를 "○○○씨 곁에 계시면서 어떤 느낌이 드셨습니까?"나 "곁에서 간병하시는 일이 부담이 되십니까? 어떤 점이 그렇습니까?"라고 물어 가족들의 힘들어하는 문제를 다루는 것도 중요하다.

섬망 상태에서는 환자가 의료진의 말을 이해하고 동의하기 곤란한 경우가 많으므로, 정신과에 의뢰하기 전에 가족들의 동의를 얻어야 한다. 섬망에 대해 설명한 뒤 "환각이나 망상, 흥분과 같은 증상이 일어나기 때문에, 이런 상태에 대한 대처방법에 대해 상담하기 위해 정신과 진찰을 받아야 할 것입니다"라고 말하고, 가능하면 진찰할 때 가족이 함께 자리할 것을 권한다. 섬망에 긴급한 조치가 필요한 경우에는 정신과 진찰 후에 가족들의 동의가 이루어지기도 한다. 이런 때는 섬망 상태에 대해서 설명한 다음, 긴급한 대처가 필요하였다는 취지 등을 이해시키는 일이 중요하다.

〈표10-8〉 가족들과의 커뮤니케이션

섬망에 대한 설명
"환자분의 지금 상태에 대해서 어떻게 생각하십니까?" "놀라셨겠지만, 지금 상태를 어떻게 보십니까?" "없는 사람이 보인다고 하시고, 없는 소리가 들린다고 하시고, 흥분하셔서 안절부절 못하시고 계십니다. 섬망이라고 하는 상태로서, 뇌의 활성이 일시적으로 떨어져서 나타나는 현상입니다." "증상이 늘 일정한 것이 아니라 하루 중에도 자주 변합니다." "대화가 되는 때가 있고, 환각이나 흥분 때문에 대화가 힘들 때가 있습니다. 이런 현상이 하루에도 몇 번씩 반복되기도 합니다." "섬망은 복용중인 약물 때문에 생길 수도 있고 신체적인 상태 때문일 수도 있습니다. 우선 그 원인이 무엇인지 검토하여 거기에 대한 조치를 취하는 것이 치료가 될 것입니다." "제 말이 너무 빠르지 않습니까?" "많이 놀라셨지요?" "다른 질문은 없습니까?"
협조 요청
"환자분이 혼란스러워 하실 때가 많을 것입니다. 가족분들이 곁에 계시고, 집에서 쓰던 물건을 갖다 놓아서 주위 환경을 친숙하게 느끼면, 안정감을 갖게 될 것입니다." "장소나 날짜, 시간, 상황 등을 잘 파악하지 못하는 상태입니다. 알아보기 쉬운 달력이나 시계 같은 것을 곁에 두어서 금방 확인할 수 있도록 해주시는 것도 도움이 됩니다." "가족분들이 면회를 자주 오시고 곁에서 간병을 하시면 환자분이 안심이 되므로 좋습니다." "○○○씨 곁에 계시면서 어떤 느낌이 드셨습니까?" "곁에 계시면서 간병하시는 일이 부담이 되십니까? 어떤 점이 그렇습니까?"

ⓒ의료진에 대한 대응

섬망은 누구보다도 환자나 가족들에게 고통스러운 상태지만, 담당 의료진 역시 고통을 느끼고 지치는 경우가 적지 않다. 또, 섬망을 무심코 지나치거나 제대로 인식 못한 채 넘어가는 경우도 많다. 담당 의사 또는 정신과의사는 의료진에게 "환자분에게 어떤 변화가 있습니까?" "지금 상태를 어떻게 생각합니까?" 등의 질문을 하면서 상황에 대한 그들의 이해 정도를 파악한다. 그러고 나서 섬망에 대해 설명하고 어떻게 대응할지 함께 검토한다. 대응하기 힘든 환자에 대해서는 의료진 회의에서 "어떻게 느끼고 있습니까?" "어떤 점이 힘듭니까?" "무엇이 문제라고 생각합니까?" 등을 물어 문제점을 검토하고 이해와 대응을 공유한다.

3. 화를 내는 환자

1) 분노란?

분노는 그 표출의 대상에게도 영향을 미치는 감정이다.[10] 분노의 대상이 되는 사람은 불쾌감을 느끼면서도 참다가, 마침내 자신도 화가 나서 사태가 심각해지는 수가 있다. 이것은 갈등이 단계적으로 증폭되는 현상으로, 상대가 자신에게 화를 내는 것이 부당하다고 생각할 때 일어난다.[10] 하지만 화를 내는 사람의 입장을 이해할 수 있는 경우에는 분노의 표출이 문제의 해결에 접근하거나 서로가 친밀해질 수 있는 계기가 되기도 한다.[10]

2) 분노의 계기

분노는 공포나 불안을 경험하거나 상실감을 느끼는 상황에서 생기는 일이 많다.[11,12] 암 의료의 경우 암의 진단이나 재발에 의해 생명의 위험을 느낄 때, 수술에 의해 신체기능을 상실했을 때, 병의 진행에 따라 직업상의 역할이나 가정 내의 역할 등을 상실하거나 그 가능성을 감지했을 때, 그러니까 주로 의사가 환자에게 나쁜 소식을 전달할 때 환자는 분노를 표출하기 쉬운 상황에 있다. 또, 통증이나 호흡곤란 등 신체증상이 악화되어 환자가 조절 능력을 상실하거나 죽음의 공포를 느낄 때 의사나 간호사에게 화를 내는 수가 있다.[12] 그 밖에 의료인의 대응에 상처를 받았다고 느껴서 노여워하기도 한다.[11]

3) 의료인에 대한 분노

의료인에게 아무 잘못이 없는데도 환자가 화를 터뜨리는 경우가 있다.[13,14] 예를 들면, 의학적으로 필요한 검사나 치료를 받은 조기 암환자가 재발 사실을 들은 직후에 "선생님이 너무 늦게 병을 발견하였다"라거나 "제대로 된 치료를 게을리 하였다", 혹은 "병원을 믿었는데 배반당하였다"라면서 의료인에게 노여워하는 수가 있다. 이러한 분노의 대부분은 병의 위협으로부터 자신을 지키려 하는 과정에서 무의식적으로 의사에게 화살을 보내는 것으로 생각된다.[13,14] 의료인이 환자의 분노에 휘말려, 잘못을 추궁하는 개인적인 분노로 인식하게 되면, 시종일관 자신을 옹호하는 말로 밀고 나가거나 진찰시간을 줄이며 얼굴을 마주치지 않으려고 하고, 역으로 그 분노에 보복을 하기도 하여 환자의 분노가 가라앉지 않을 뿐 아니라, 문제가 더욱 심각해지는 경우도 있다.[13, 14]

4) 분노에 대응하기(표10-9)

의료인이 환자의 분노에 효과적으로 대처하기 위해서는 우선 스스로 분노의 감정에 휘말리지않아야 한다.[10,13-15] 자신의 감정이 움직이는 것에 주의를 기울이면서 환자의 이야기를 집중해서 듣는다(경청기술에 대해서는 다음 장의 표10-12 참조). 의료인은 이야기를 듣는 도중에 반론하고 싶은 유혹에 사로잡히더라도 그것을 억제하며 끝까지 듣는 것이 좋다.[11] 반론을 하면 환자는 자신의 심정을 이해하려 들지 않는다고 생각해 분노가 더 커질 수 있다. 환자의 주장을 잘 듣고 문제점을 분명하게 파악하는 동시에, 환자와 함께 문제를 해결하겠다는 자세를 보여줄 필요가 있다.

의료인이 이야기를 잘 들어주면 환자는 분노를 일으킨 이유와 그 배경의 괴로운 상황을 열심히 설명할 것이다. 그 설명에 공감을 표하도록 한다.[15, 16] 의료인에게 잘못이 있는 경우에는 환자에게 사과한다. 환자가 오해를 하고 있다면 해명과 정정을 하는 것도 좋으나, 그럴 경우에는 자신의 감정 추이에 주의를 기울여야 한다.

경청과 공감을 반복하다 보면 환자의 분노는 치유되어 갈 것이다.[16] 경우에 따라서 분노는 슬픔 등 다른 감정으로 변한다. 화를 내던 환자가 장래에 찾아올 가족들과의 이별이나 암으로 인해 이룰 수 없게 된 꿈에 대하여 울면서 이야기하게 되는 경우도 있다.

〈표 10-9〉 화를 내는 환자에 대응하는 포인트

> 자신의 감정과 언어적(말), 비언어적(표정·자세·몸짓 등) 표현에 유념하면서, 똑같이 분노로 받아치지 않도록 한다.
> 환자의 말을 끊지 말고 끝까지 듣는다.
> 환자의 이야기 도중에 반박하지 않는다.
> 환자에게 공감을 표시한다.
> 의료인에게 잘못이 있다면 사과한다.
> 환자가 오해를 한 경우에는 설명을 해주면서 자신의 감정에 주의한다.
> 분노가 지속되는 경우에는 배경요인을 탐색한다.

5) 지속되는 분노에 대응하기

지금까지 거론한 과정을 거치고도 분노가 지속된다면 그 배경요인을 탐색하는 일이 중요해진다. 예를 들면 암이 발병하기 전부터 있던 정신과적 문제, 복용 중인 약물의 부작용, 뇌전이, 의식장애 등의 영향일 수도 있다. 또한 다양한 심리사회적 요인들이 영향을 미치기도 한다.[16] 예컨대 과거에 유사한 경험을 한 적이 있어서 그 때의 감정이 분노의 바탕에 깔려 있는 경우에는 정신보건 전문가에게 의뢰하는 것이 도움이 된다.

〈표 10-10〉 화를 내는 환자와의 커뮤니케이션

환자를 대하는 포인트 (표10-9 참조)	상 황	환자에게 말을 하는 예
환자의 말을 끊지 말고 끝까지 듣는다.	환자는 화를 내고 있는 듯하지만, 말을 하기 거북해하고 있다.	"어떤 기분이십니까?" "○○○씨가 생각하고 계신 것을 속 시원히 말씀해 주십시오."
	환자가 이야기하고 있다.	(너무 정면으로 응시하지 말고, 말없이 고개를 끄덕이며 이야기를 듣는다) (시선에 주의를 기울이면서) '예' (라고 맞장구를 친다)
	환자가 오랫동안 일방적으로 이야기하고 있다.	"죄송합니다만, 지금까지의 말씀을 정리해 주십시오. 그러니까……" "○○○씨의 말씀을 제가 제대로 이해했는지 확인하기 위해서 지금까지 하신 말씀을 잠시 정리하고 넘어갑시다. 가장 하시고 싶은 말씀은 그러니까……"
	환자의 이야기는 중단되었고, 불만스러운 표정을 짓고 있다. 혹은 분노의 이유를 알 수 없다.	"좀 더 자세히 말씀해 주십시오." (지금까지 한 이야기의 요점을 정리하여) "○○○씨는……"
환자에게 공감을 표시한다.	환자가 화를 내고 있다.	(여유 있게) "당연히 받아들이실 수가 없겠군요." (온화한 말투로) "석연치 않은 점이 있네요." "그런 상황이라면 불쾌하게 느끼시는 것이 자연스러운 일이라고 봅니다." "저라도 그런 상황이었다면, ○○○씨와 같은 기분이 들 것이라고 생각합니다."
환자에게 오해가 있는 경우에는 자신의 감정에 유념하면서 설명한다.	환자의 이야기를 끝까지 듣고, 분노의 원인이 오해에 있다고 생각하였다.	"□□을 △△라고 아셨다면 불쾌하신 것도 무리는 아니라고 생각합니다. □□에 대해 다시 한 번 설명 드리게 해주십시오." (여유 있게) "제가 충분히 설명을 드리지 못해서 오해하시게 만든 것 같습니다. □□에 대해서 말씀 드리자면…"

* 이상은 어디까지나 예문으로 모든 경우에 합당한 것은 아니다. 상황에 맞지 않는 수도 있으므로 유연하게 대처해야 한다.

4. 불안해하는 환자

1) 불안이란?

불안이란 두려움을 느끼는 감정이다. 가슴이 두근거리고 진땀이 나는 것과 같은 생리적 변화, 반복적인 확인을 요구하는 등의 행동상의 변화, 걱정이 많아지고 집중력이 저하되는 등 인지적 변화를 동반한다.[17,18] 비슷한 감정인 공포는 대상이 분명하고 갑자기 나타났다가 사라지는 경우가 많은 데 반해, 불안은 대상이 분명하지 않고 증상이 더 만성적인 경우가 많다.[18] 암환자는 암이 의심되어서 검사를 받는 시점부터 불안을 느끼며, 그 후에도 병의 상태와 치료 내용, 장래 전망이나 의료인과의 커뮤니케이션 등에 대해 항상 무엇인가 불안해하고 있다고 해도 과언이 아니다. 암환자를 상대하는 의료인에게 '불안에 대응하기'는 매우 중요한 과제다.

2) 불안에 대응하기(표10-11)

㉠ 초기 대응

불안한 표정이나 언동이 보이는 경우, 우선 환자의 이야기를 끊지 말고 적극적으로 경청함으로써 그 배경요인에 대한 정보를 수집한다.[18-20] 환자가 처해 있는 상황을 알고, 불안의 대상이나 이유가 있다면 그에 대해 아는 것이 도움이 된다. 그럴 때 환자가 자발적으로 의료진이 원하는 정보를 말해주리라 기대할 수만은 없다. 불안해하는 자신을 부끄럽게 여기는 한편, 그런 모습을 의료인에게 보여서는 안 된다고 생각할 수도 있기 때문이다. 환자가 편하게 이야기할 수 있도록 의료인은 적극적으로 듣는 자세를 보여야 한다.[20, 21] 그런 상황에서 사용하는 것이 '경청기술'이다. 시선을 맞추고 자세를 환자 쪽으로 약간 기울인 채 고개를 끄덕이는 등의 비언어적 기술, 개방형 질문을 하며 환자의 말을 받아서 반복·요약하고 자신의 말로 정리하는 등의 언어적인 기술이 여기에 포함된다(표10-12).[21] 그리고 환자에게 공감을 표시하는 일이 중요하다(표10-13).[19, 20] 자신의 감정을 의료인이 인정하고 받아들이면 환자는 안심이 된다. 의료인의 인정과 공감만으로도 불안이 줄어드는 경우가 적지 않다.

불안의 배경요인으로 정보 부족이나 오해가 깔려 있는 수가 있다. 병의 증상에 대해 지나치게 비관적인 예상을 하거나 치료효과와 부작용에 대해 너무 두려워하고, 경제적인 부담에 과도하게 신경을 쓰기도 한다. 이런 경우에는 적절하게 정보를 제공하면서 오해나 지나치게 비관적인 예측을 바로잡아준다.[17, 18, 20] 필요에 따라 전문의나 전문간호사, 약사, 사회복지사 같은 다양한 전문가의 정보 제공도 고려해야 할 것이다.

ⓛ 부정

심하게 불안을 느끼는 환자 중에는 자신의 상황을 부정해버리는 사람도 있다. 부정(또는 '부인')이란 다른 사람에게는 분명한 사실, 주관적 체험의 고통스러운 측면 등을 인정하지 않고 거부함으로써 위협이나 정신적 고통에 대처하는 자연스러운 방어기제다.[22] 암이라고 진단 받은 환자가 그 사실을 부정하거나, 병이 더 진행되고 있다는 설명을 들은 환자가 "호전되고 있다"고 말하는 것이 좋은 예다.[22] 암 진단을 인정하지 않으니 검사나 치료를 받지 않기도 한다.[23] 그러나 시간이 지나면서 태도가 변하는 일이 많으며, 강한 부정이 지속되는 경우는 드물다.[23, 24]

ⓒ 부정에의 대응

강한 부정은 일시적인 경우가 많으므로 대개는 적극적으로 개입 않고 조용히 지켜보는 편이 낫다.[23, 25, 26] 그러나 부정에 따른 악영향이 중대하고 긴급할 경우에는 적극적인 개입이 필요하다. 예를 들어 당장 치료 받아야 할 환자가 진단 자체를 부정할 경우, 그것은 중대하고 긴급을 요하는 문제라 할 수 있다. 개입이 필요한 경우에는 정신보건 전문가에게 상담하는 것이 바람직하다.

ⓓ 불안이 심하거나 지속되는 경우

환자의 불안이 심한 경우나 지속되는 경우에는 그 배경요인에 관한 정보를 더 수집하여 새로운 대응을 검토해야 한다. 여기서 말하는 불안증상은 다른 의학적 상태―예를 들면 가만히 앉아 있기 힘든 정좌불능증처럼 약물부작용인 경우나 알코올 등 약물의 금단증상이 있는 경우―들과 감별진단할 필요가 있다.[20, 27] 정신질환이 있는 경우와도 감별해야 한다. 이처럼 불안증상에 의학적 요인이 관여하는 경우에는 그 요인에 어떻게 대응할지가 중요해진다.

의학적 요인이 관여되어 있지 않다면 일반적인 불안 대응법이 요구된다. 약물치료로는 불안에 대해 벤조다이아제핀계 약제를 처방하고, 불면이 있으면 수면 개선을 목적으로 한 처방도 검토하는 것이 좋다.[20, 27] 비약물치료로는 지지적인 정신요법 외에 호흡법이나 점진적

〈표 10-11〉 불안해하는 환자에 대응하는 포인트

> 경청기술을 사용하여 환자의 이야기를 듣는다.
> 불안의 배경요인을 탐색한다.
> 환자에게 공감을 표시한다.
> 필요에 따라 정보를 제공하여 오해나 비관적인 예상을 바로잡아준다.
> 불안이 지속되는 경우, 약제의 부작용, 신체증상, 기타 정신질환의 가능성에 대해서 평가하고 대응한다.
> 약물치료, 지지적 정신치료, 이완요법을 실시하거나 전문가에게 의뢰한다.

〈표 10-12〉 경청기술의 예 (참고문헌 5에서 수정 인용)

> 눈을 맞춘다.
> 몸을 상대 쪽으로 약간 기울인다.
> 말하는 속도와 어조, 크기에 신경을 쓴다.
> 의료인이 화제를 비약시키거나 방해하지 않는다.
> 개방형 질문을 사용한다.
> 이야기하는 사이사이에 고개를 끄덕인다.
> 이야기하는 사이사이에 '예' 라고 맞장구를 친다.
> 환자가 어느 정도 이야기하고 나서는 그 내용의 본질을 다른 말로 표현해서 되돌려준다.
> 환자가 오랜 시간 이야기하고 나서는 그 내용을 요약해서 되돌려준다.

〈표 10-13〉 불안 환자와의 커뮤니케이션

환자를 대하는 포인트 (표 10-11 참조)	상 황	환자에게 하는 말의 예
경청기술을 사용해서 환자의 이야기를 듣는다. 불안의 배경요인을 탐색한다.	환자는 불안한 모습이다.	"지금 마음이 어떠십니까?" "무엇인가 걱정되시는 일은 없습니까?" "최근에 자주 생각하시는 것은 어떤 것입니까?"
	환자는 불안해 보이지만 말로는 표현하려고 하지 않는다.	(폐쇄형 질문을 많이 사용해서, 정보를 수집하는 동시에 불안한 일에 대해 이야기하는 것에 익숙해지도록 한다) "어제는 잘 주무셨습니까? 다른 생각을 하시느라 못 주무셨나요? 치료에 관한 것을 생각하셨습니까?" "수술을 앞두고 있으면 무섭다거나 도망치고 싶다는 분도 있지요. ○○○씨는 어떠십니까?"
	환자가 이야기하고 있다.	(시선을 맞추고 말없이 고개를 끄덕이며 이야기를 격려한다) (환자의 말을 따라 하면서 이야기할 것을 격려한다. 예를 들면 "재발한 것이 아닐까 싶어서……"라는 말에 대해 "재발한 것이 아닐까……" (시선을 맞추면서 따라 하고는) '예' (라고 맞장구를 치며 이야기를 격려한다)
	환자가 어느 정도 계속해서 이야기를 하였다.	(이야기의 요점을 정리하면서 의료진이 제대로 이해했는지 확인한다) "○○○씨는 가족들에게 걱정 끼치고 싶지 않아 치료에 대해서는 아무 이야기도 하지 않으신다는 말씀이시군요." (이야기의 요점을 정리하여) "그러니까 앞으로의 치료법에 대해 망설이고 계시다는 말씀이군요."
	환자가 장시간 일방적으로 이야기하고 있다.	"말씀을 제가 제대로 이해했는지 몰라서 그러는데, 잠시 정리를 하면서 이야기해봅시다. 오늘 가장 하시고 싶은 말씀은 무엇입니까?" (응답을 하였다면)

환자를 대하는 포인트 (〈표10-9〉참조)	상 황	환자에게 하는 말의 예
	환자가 장시간 일방적으로 이야기하고 있다.	"그러면 가장 중요한 내용만 간추려서 이야기해 볼까요?" (환자의 이야기를 요약해서) "지금까지 하신 말씀에 따르면 ○○○씨가 걱정하시는 것은……"
환자에게 공감을 표시한다.	환자의 기분이나 상황을 더 자세히 알고 싶다.	"항암제에 대해서 걱정이 된다고 하셨는데요, 좀 더 자세히 말씀해 주시겠습니까?", "가족분들의 의견에 대해 말씀해 주시겠습니까?" "이제는 끝이다라는 말씀은 어떤 의미로 하신 것입니까?"
	환자에게 불안감이 있다.	"불안해하시는군요." "걱정되시지요?" "무섭다고 느끼시는 것은 당연한 일이라고 봅니다." "앞일을 생각해 보면 잠이 오지 않을 겁니다." "그런 기분을 느끼시는 분도 많이 계십니다."
필요에 따라 정보를 제공하여 오해나 비관적인 예상을 바로잡아준다.	환자의 불안 배경에는 오해나 정보 부족이 있다.	(위와 같이 공감하는 말을 전하고 나서) "제 설명이 부족했던 것 같습니다. 항암제의 부작용에 관해 보충설명을 드리겠습니다." "의료비에 대해 걱정하고 계셨군요. 그런 분들이 이용할 수 있는 제도가 있습니다. 상담창구가 있으니 귀가하시는 길에 들러보시는 것은 어떻습니까? 지금 제가 담당자에게 연락해두겠습니다."
	환자가 지나치게 비관적인 예상을 하고 있다.	"지금 당장 죽게 되는 것은 아닐까 하고 걱정하신 모양인데요 저는 그렇게 생각하지 않습니다. 그 이유는……." "무척 불안해하시는 것 같은데요, 그렇게 생각할 만한 이유가 있으면 말씀해주십시오. 아니면 비슷한 일로 두려

환자를 대하는 포인트 (〈표10-9〉참조)	상 황	환자에게 말을 건네는 예
	환자가 지나치게 비관적인 예상을 하고 있다.	워하는 문제가 있다거나, 아는 사람 중에 그런 생각이 들게 한 분이 혹시라도 있다면 말씀해주십시오."

* 이상은 어디까지나 예문으로 모든 경우에 합당한 것은 아니다. 상황에 맞지 않는 수도 있으므로 유연하게 대처해야 한다.

근육이완법, 자율훈련법과 같은 지지요법이 효과를 내기도 한다.[20, 27, 28] 이러한 대응을 고려할 때는 정신보건 전문가의 도움이 필요하다.

5. '죽고 싶다' 고 하는 환자

1) 암환자는 왜 죽고 싶다고 할까?

암환자가 겪는 고통은 때때로 매우 심각해서, 환자로부터 빨리 죽고 싶다거나 빨리 죽게 해달라고 하는 말을 듣는 경우도 적지 않다. 그러나 암환자의 죽고 싶다는 생각 뒤에는 통증을 비롯한 신체증상, 우울증이나 절망감 같은 정신증상, 자립성 상실과 의존 증가에서 오는 실존적 고통, 부족한 사회적 지지 등 다양한 고통이 존재한다.[29] 또한 빨리 죽기를 원했던 진행암 환자들을 대상으로, 그러한 생각과 말이 의미하는 바를 질적으로 연구한 보고에 따르면, '빨리 죽고 싶은 바람'에는 다양한 의미가 담겨 있다. '살고 싶다'는 소망의 역설적 표현인 경우, 죽어가는 과정의 괴로움의 표현, 통증 등 견디기 힘든 고통에 대한 도움의 갈구, 앞으로 더욱 견디기 힘들어질 고통으로부터 해방되고 싶은 욕구, 한 개인으로서 관심을 받고자 하는 욕구, 가족들로부터 버림 받는 두려움과 비탄·고뇌의 표현 등을 담은 커뮤니케이션일 가능성이 지적된다.[30]

　죽고 싶다고 호소하는 환자의 말 뒤에는 이렇게 많은 의미가 섞여서 담겨 있다는 점을 잊지 말아야 한다. 다시 말해서, 대개의 경우 '죽고 싶다'는 말은 무엇인가 이룰 수 없는 환자의 요구나 견딜 수 없는 고통을 암시하고 있다.

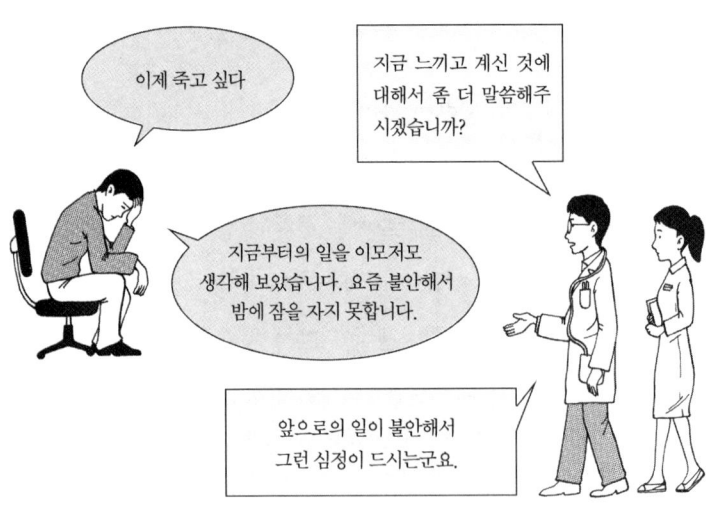

〈그림10-2〉 '죽고 싶다' 고 말하는 환자와의 커뮤니케이션

2) '죽고 싶다'고 말하는 환자와의 커뮤니케이션

㉠ 대화를 나누려는 자세

죽고 싶다고 말하는 환자에게 가장 먼저 취해야 할 대응은 대화를 회피하는 것이 아니라, 그 문제에 관해 대화하려는 자세를 보이면서 개방적인 커뮤니케이션을 가능하게 만드는 일이다(그림10-2). 환자와 죽음에 대한 이야기를 하는 것이 환자가 죽음을 바라는 것을 용인하는 일이 아닐까, 자살을 촉진하는 일은 아닐까 하는 걱정과 두려움을 가진 의료인도 있다. 그러나 실제로 그런 일은 일어나지 않으며, 오히려 대화를 회피하면 환자의 괴로움이 더 깊어질 수 있다.[31] 또, 환자가 어떤 의사나 간호사에게 죽고 싶다는 속마음을 털어놓는 것은 대개의 경우 그 사람을 신뢰하기 때문이지, 단지 '때마침 그가 있어서' 혹은 '우연히' 말을 던진 것은 아니라는 사실을 알아야 한다. 그러므로 죽고 싶다는 말을 들은 의료인은 환자의 고통을 적절히 받아들여 케어로 연결해 가는 마지막 문지기(gate keeper)가 된다.

의료인의 입장에서 금기시하기 쉬운 '죽음'에 대해 환자와 이야기하는 일이 결코 쉽지는 않다. 그렇다 해도 환자의 생각과 그 배경을 이해하려는 자세, 죽음에 대해 대화할 자세가 되어 있다는 뜻을 전하고 실천으로 보여주는 것이 중요함을 강조하고 싶다.

㉡ 적절한 대화법

이야기를 시작하는 다양한 방법이 있겠지만, 예컨대 "지금의 느낌에 대해 좀 더 말씀해주실 수 있겠습니까?" 나 "죽고 싶다고 생각하시는군요. 그 생각에 관해 더 물어 봐도 되겠습니까?"와 같은 말로 커뮤니케이션을 계속하려는 자세를 보여주는 것이 좋다.

죽음에 대해 이야기할 때는 심판하려 들지 않는 마음가짐도 중요하다. 그런 상황에서 흔히 하는 말들을 보자. "죽고 싶다는 말씀은 하지 마시고 우리 한번 힘을 내봅시다", "가족분들 생각은 해 보셨습니까?", "생명을 소홀하게 여기면 안 됩니다", "자살은 허용되지 않습니다", "완화의료의 개념에는 죽음을 앞당기지 않게 되어 있습니다. 따라서 말씀하신 일은 도와드릴 수 없습니다", "우리나라에서는 안락사가 법률로 인정되지 않습니다" 등등. 이처럼 안이한 설득이나 설명, 의료진의 가치관의 강요는 환자로 하여금 마음을 닫아버리게 만들 수 있으므로 삼가는 것이 좋다.

죽고 싶다는 말 뒤에 존재할 수 있는 의미나 고통을 이해하고 그 과정을 의료인과 환자가 공유하기 위해, 예를 들면 다음과 같은 말을 환자에게 해 보는 것이 좋다. "죽어버리고 싶으시다는 말씀을 하셨는데요. 분명 무엇인가 괴로운 일이 있으신 것 같습니다. 괜찮으시다면 그 일에 대해 좀 더 말씀해주십시오." "분명 무엇인가 마음에 걸리거나 걱정되는 일이 있으신 것 같습니다. 지금 가장 걱정되는 일에 대해서 말씀해주십시오."

ⓒ 공감으로 배려하는 커뮤니케이션

커뮤니케이션이 깊어져서 배경에 있는 고통을 의료인이 이해할 수 있을 때에는 그 고통에 공감으로 배려하는 커뮤니케이션이 중요해진다. 환자의 고통을 이해하고 있다는 메시지를 전달하는 커뮤니케이션이다. 다음과 같은 말들로 실마리를 삼을 수 있다. "이렇게 통증이 계속된다면 그런 기분도 드시겠네요", "앞으로의 일들이 불안하시면 그런 기분도 들 수 있지요", "죽고 싶다고 느끼실 만큼 힘드시겠네요", "정말 원통하시겠군요."

한편, 환자의 고통 뒤에 존재하는 것이 풀어내기 힘들 만큼 심각한 고독감과 고뇌이기 때문에 대응할 적절한 말을 찾기 힘든 경우도 있다. 그런 때에는 환자의 생각과 느낌을 공유하면서 말없이 곁에 앉아 있는 것만으로도 유용한 (비언어적) 커뮤니케이션을 이룰 수 있다.

ⓒ 긍정에 대하여

그 밖에 일반적인 커뮤니케이션 기술로서 환자의 말이나 생각이 병적이거나 이상한 것이 아니라고 긍정해주는 '정당화'가 유용할 때도 있다. "너무 괴로울 때는 많은 환자분들께서 그렇게 말씀하십니다"라든가 "지금 상태라면 그렇게 느끼시는 것도 자연스러운 일입니다" 같은 말이 그런 예로, 환자의 고독감을 완화시키거나 깊은 생각을 털어놓게 하는 실마리가 될 수 있다.

이상과 같이, 죽고 싶다고 말하는 환자와의 커뮤니케이션에서 중요한 것은 우선 함께 대화하려는 자세를 보여주는 일, 다음에는 환자의 목소리에 귀를 기울이고 그것을 받아들이는 일, 그리고 이러한 과정

〈표10-14〉 '죽고 싶다'고 말하는 환자와의 커뮤니케이션

목적	커뮤니케이션의 실제
커뮤니케이션을 계속한다.	"죽고 싶다는 생각을 하시는군요. 그 점에 대해 좀 더 여쭤 보아도 되겠습니까?" "지금 느끼고 계신 것에 대해서 좀 더 말씀해주실 수 있겠습니까?"
환자의 고통을 탐색한다.	"죽고 싶다고 말씀하셨는데요, 분명 무엇인가 괴로우신 일이 있는 것 같습니다. 괜찮으시다면 그 일에 대해 좀 더 말씀해주시겠습니까?" "분명 무엇인가 마음에 걸리거나 걱정되는 일이 있으신 것 같습니다. 지금 가장 걱정되는 일을 말씀해주시겠습니까?" "고통스럽게 느끼시는 일에 대해 여쭤 봐도 되겠습니까?"
환자의 고통에 공감으로 배려한다.	"이렇게 통증이 계속된다면 그런 기분도 드시겠네요." "앞으로의 일들이 불안해서 그런 심정이 드시는군요." "죽고 싶다고 느끼실 만큼 힘드시겠네요." "정말 원통하시겠습니다." "괴로우셨군요."
환자의 경험을 긍정한다.	"너무 괴로울 때는 많은 환자분들이 그렇게 말씀하십니다." "지금 상태라면 그렇게 느끼시는 것도 자연스러운 일입니다." "비슷한 기분을 경험하신 분도 많이 계십니다."

을 통해 환자의 고통을 이해하고 공감으로 배려하면서 의료인이 이해하고 있음을 환자에게 전달하는 일이라고 할 수 있다. 본질적이고 존재론적인 의미에서 의료인이 환자의 고통을 온전히 실감하고 이해하기란 불가능하다. 그러나 환자와의 대화를 통해 '이해하려는 노력'을

할 수는 있으며, 그런 행위 자체가 이러한 상황에서 추구해야 할 커뮤니케이션이다. 임상에서 유용하다고 생각되는 커뮤니케이션의 실례를 〈표10-14〉에 정리하였다.

3) 마무리

환자가 '죽고 싶다'고 하는 배경에는 실로 다양한 의미가 담겨 있을 가능성이 크다. 따라서 죽고 싶다는 말에 피상적으로 대응할 것이 아니라, 그 배경에 존재하는 이룰 수 없는 요구나 고통을 잘 이해하는, 또는 이해하려고 노력하는 커뮤니케이션의 과정이 중요하다. 의료인과의 이러한 우호적 커뮤니케이션 자체가 무엇으로도 대신하기 힘든 치료라고 할 수 있다.

제11장
환자 가족들을 대하는 법

1. 의료인과 가족 간의 커뮤니케이션

암 의료에서 나쁜 소식은 환자뿐 아니라 환자 가족들에게도 전달되는 경우가 많다. 그러므로 가족들 역시 의료인과의 충실한 커뮤니케이션을 원한다. 또, 암에 관련된 나쁜 소식이 환자에게 전해지면 가족 전체에 큰 변화가 생긴다. 정신적인 면뿐 아니라 간병을 비롯하여 가족들이 할 일이 늘어나고, 가정 내의 역할이 바뀌며 경제적 부담이 증가하는 등 변화의 폭이 크다. 그래서 암은 '가족의 병'으로도 불린다.

의료인과 가족들 간의 커뮤니케이션을 충실하게 하기에는 여러 가지 문제점이 있다. 우선 의료 환경적인 문제다. 의료인이 시간을 확보하기가 어려우며, 환자나 가족들에게 설명하는 일이 그들의 업무이긴 해도 진료수가가 붙지 않는다는 점 등이다. 의료인이 대개 커뮤니케이션 기술을 충분히 습득하지 못하였다는 문제도 있다. "환자나 가족들에게 어떤 커뮤니케이션 방법이 좋을까?"라고 하는 기술적인 지식과 "가족들은 의사에게 어떤 커뮤니케이션을 원할까?"라고 하는 의향에 관한 지식이 모두 부족한 경향이 있다. 이러한 상황에서는 나쁜 소식을 전하는 의료인 자신도 스트레스를 받게 된다.

따라서 이번 장에서는 가족들을 대할 때의 구체적인 커뮤니케이션 방법으로서 참고가 될 만한 예를 살펴보기로 한다. "환자와의 커뮤니케이션만으로도 힘들다. 가족들까지 배려할 여유는 없다"라고 생각하는 의료인들도 병상 옆의 가족들에게 말을 건넬 때 좋은 힌트가 될 수 있었으면 한다.

환자를 담당하는 의사, 간호사가 가족들에게 그들의 생각과 느낌을 이해한다고 말하는 것은, 그것이 특별한 말이 아님에도 가족들의 스트레스를 경감시킬 뿐 아니라 환자와의 커뮤니케이션을 충실히 해나가는 것에도 도움이 된다.

이번 장에서는 '인지기능에 장애가 없는 성인 환자의 가족'을 전제로 하고 있음을 미리 알려둔다.

2. 가족들에게 전달되는 나쁜 소식

일본에서는 나쁜 소식이 환자보다 먼저 가족들에게 전달되는 일이 많았다. 예를 들면 가족들은 환자의 암을 알고서도 본인에게는 분명하게 알리지 않았다. 1994년 일본 후생성이 약 1,600명의 유족을 대상으로 실시한 조사에 따르면, 환자에게 암 진단 사실을 전한 비율은 1992년 18.2%, 1994년에는 28.6%이며,[1] 전하지 않은 유족 3명 가운데 2명은 "환자에게 암이라는 사실을 전하지 않은 것은 잘한 일이었다"라고 응답하였다. 이 조사에서는 그 이유가 분명하게 나와 있지 않지만, 암 진단을 환자에게 전하면 환자의 정신적 고통이 증가하지는 않을까, 환자가 감당하지 못하면 어쩌나 하는 가족들의 불안도 그 배경에 있었다고 보인다. 한편, 암 진단을 통고 받지 못한 환자와는 가족들이 병이나 장래의 일에 대해 상의할 수 없으므로, 그로 인한 가족들 간 커뮤니케이션에 문제가 생겨 사별 후에 유족의 스트레스로 이어지는 경우도 있다.

또한 앞서의 조사에 따르면 많은 정보가 환자 아닌 가족들에게만 전달되는 것으로 나타났다. 병세나 치료방침에 대해서 설명하는 비율을 보면 환자 본인에게 하는 경우가 51%인데 반해 환자 가족들에게 하는 경우는 95%였다.[1] 이처럼 정보가 환자보다 가족들에게 먼저, 그리고 더 많이 전달되는 이유의 하나로, 구미에 비해 일본에선 암 치료에 관한 의사결정에 가족들의 역할이 크다는 사실을 들 수 있다.[2]

그 후 1998년에 작성된 '암 통고 가이드라인'에서는 "환자보다 먼저 가족들에게 알리지 않는다"고 명시되었다. 즉, 암환자에게 먼저 알린 다음에 환자의 승인을 얻어 가족들에게 알리라고 권장하였다.[3] 한편, 환자의 정신적 고통(불안이나 우울)은 암 진단의 통고 여부와 크게 관련이 없는 것으로 나타나,[4] "암이라는 것을 알리면 환자의 정신적 고통이 더 커지지 않을까" 하는 가족들의 불안은 반드시 옳다고 할 수 없는 것으로 나타났다. 통고 받은 암환자를 대상으로 하여 나쁜 소식의 전달에 관한 생각을 조사한 바에 따르면(2003년 실시), "가족들에게 먼저 전하는 것을 원하지 않는다"가 70%, "어느 쪽이라고도 할 수 없다" 23%, "원한다"가 7%로 환자 자신도 나쁜 소식을 가족들에게 먼저 전하는 것을 원하지 않는다는 사실이 명백해졌다.[5](그림 11-1).

암 진단이나 그 후의 병세, 치료방침에 관한 나쁜 소식이 가족들에게 어떤 식으로 전달되고 있는지, 나쁜 소식을 받고 가족들이 정신적 고통을 얼마나 받는지는 아직 실태가 분명하게 드러나지 않아 앞으로 구체적인 조사가 필요하다.

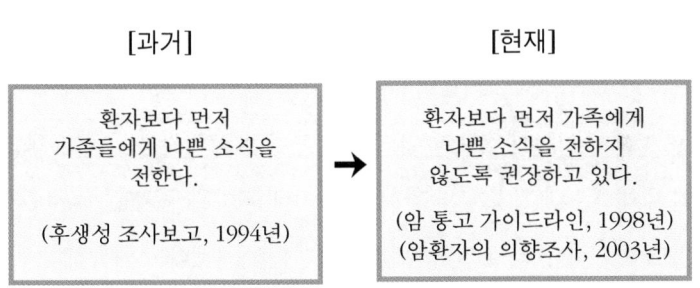

〈그림 11-1〉 나쁜 소식을 누구에게 먼저 전하나 – 일본의 상황

3. 나쁜 소식을 들은 가족들에게 대응하기

1) 나쁜 소식을 전할 때

의사로부터 나쁜 소식을 들은 뒤, 시간이 지나도 그 장면을 돌아보면 새삼 괴로워지는 것은 많은 환자와 가족들이 경험하는 일이다. 특히 심한 경우에는, 지금 그 트라우마(외상)를 체험하고 있는 듯한 현실감을 동반한 플래시백과 반복적인 회상을 시작으로 외상후 스트레스장애(posttraumatic stress disorder, PTSD) 증상을 보이는 환자나 가족들도 적지 않다. 그들은 전달 받은 나쁜 소식의 내용뿐 아니라 당시 의사의 어조나 말씨 같은 언어적 요소와 몸짓, 시선, 표정 같은 비언어적 요소를 종합적으로 기억하고 있다. 따라서 나쁜 소식을 전달할 때는 환자나 가족들에게 주는 정신적 고통을 가능한 한 줄이는 방법을 습득할 필요가 있다.

특히 적극적 항암치료의 중단을 전할 때의 의사의 태도에 대해서는 일본의 암환자 유족을 대상으로 조사가 실시되어 다음과 같은 5가지 대책으로 정리가 되었다. ①"환자에게 가능한 치료는 이제 아무 것도 없습니다"라고 말하지 말고 최선을 다하겠다고 약속한다. ②환자의 예후 등 정보를 제공할 때는 가족들이 마음의 준비가 되어 있는지 살피고, 환자마다의 불확실성을 충분히 배려한 뒤 알린다. ③가족들의 감정을 탐색하고 정신적 지지를 제공한다. ④앞으로의 치료법에 대한 지식을 얻는다. ⑤가족들이 질문하기에 편안한 분위기를 만

〈표 11-1〉 나쁜 소식을 전할 때의 가족에의 대응 – 적극적 항암치료의 중단을 알림

가족들에게 대한 태도	가족들에게 하는 말
"환자에게 가능한 치료는 이제 아무 것도 없습니다"라고 말하지 말고, 최선을 다하겠다고 약속한다.	"앞으로도 책임감을 가지고 진료해나 갈 것입니다." "통증이나 마음의 고통이 너무 심하면 전문가와 상담하면서 도와드리겠습니다." "치료 방법에 관해 가족분들이 원하시는 바가 있으면 상담해 드리겠습니다."
환자의 예후 등 정보를 제공할 때는 가족들이 마음의 준비가 되어 있는지 살피고, 환자마다의 불확실성을 충분히 배려한 뒤 알린다.	"……에 대한 정보를 듣고 싶으십니까?" "예후는 어디까지나 통계상의 숫자이고, 실제로는 개인차가 있습니다."
가족들의 감정을 탐색하고 정신적 지지를 제공한다.	"괜찮으십니까?" "곤란한 일이 있으면 가족분들도 상담해 드리겠습니다."
가족들이 질문하기에 편안한 분위기를 만든다.	"이해하시기 힘든 내용은 없습니까?" "다른 질문은 없습니까?"

든다.[6] 이상의 내용을 참조하여, 적극적 항암치료의 중단을 전할 때 가족들에게 하는 말을 구체적인 예로 들어둔다(표11-1).

2) 나쁜 소식을 전한 후

나쁜 소식을 전할 때뿐 아니라 그 뒤에도 가족들에 대한 배려가 필요하다. 의료인은 가족들을 간병인으로서 환자를 도와주는 협력자로

생각하기 쉽지만, 실제로 가족들에게는 두 가지 측면이 있다고 한다. 하나는 환자를 보살피는 측면(정서적 지지, 경제적 지원, 의사결정의 책임 공유 등)이고, 다른 하나는 '제2의 환자'로서 정신적 보살핌을 필요로 하는 측면이다. 대부분의 가족들은 상황에 적응해가며 간병인으로서의 역할을 해내고 있다. 그러나 환자를 보살피는 가운데 가족들 자신에게도 스트레스가 쌓여, 정신적인 케어를 필요로 하는 측면도 있다는 점을 유념하고 가족들을 대하는 것이 필요하다.

ⓞ 간병인으로서의 가족에게 대응하기

가족들이 간병을 하면서 환자에게 제공하는 가장 중요한 것은 정신적 보살핌이다. 환자 감정의 이해와 공유는 사실 가족들만이 온전히 할 수 있는 일이며, 다시 없는 소중한 역할 중 하나다. 가족들이 환자의 감정변화와 그 원인을 이해하고 감정을 공유하는 자세를 보이면 환자는 안심이 된다. 또, 환자에게 충분한 도움을 주었다는 만족감은 사별 후 유족들의 정신적 안정과도 연관되어 있으므로, 의료인은 가족들이 환자를 정신적으로 충분히 보살필 수 있도록 지지하는 자세가 필요하다.

다른 한편, 가족들은 환자의 감정이나 그 변화에 당혹감을 느끼고 어떻게 대응해야 할지 몰라서 불안해하기도 한다. 따라서 의료인이 간병인 역할의 가족들에게 환자에게 대하는 방법에 관해서 충고해주면 도움이 된다.

가족들은 스트레스가 쌓이는 것을 느끼면서도 본인이 휴식을 취하

⟨표 11-2⟩ 간병인으로서의 가족들에게 대응하기

가족들을 대하는 태도	가족들에게 말하는 방법
간병인으로서의 고통을 치하하고 위로한다.	"잘 해내고 계시는군요." "환자분께서 감사하고 계십니다."
환자를 대하는 방법에 대해 충고한다.	"가능하면 평소처럼 대합시다." "환자의 말을 따라 하며 이해하고 있다는 걸 표시합시다." ("걱정이네요." "힘드시겠네요.") "'기운 내세요'가 아니라 '기운을 내고 있군요'라고 말합시다." "환자가 병에 관해 이야기할 수 있는 계기를 만듭시다 (이를테면 '아까 선생님이 하신 설명에 대해서 어떻게 생각하세요?' 하는 식으로)" "지금 고민하고 있는 것은 없는지 가끔씩 물어봅시다."
스트레스에 대처하도록 촉구한다.	"스트레스가 쌓인다면 휴식을 취하시지요." "취미생활이나 목욕, 적절한 운동 등으로 긴장을 푸는 시간을 갖도록 하시지요." "가족들이 적당히 휴식을 취하고 기분을 전환하는 것이 결국은 환자분께도 큰 도움이 됩니다." "가까운 이웃 중에 이야기를 들어줄 사람을 찾아봅시다."
정보를 제공한다.	"가정간호 등의 상담은 ……에서 받고 있습니다."

면 암과 투병하고 있는 환자에게 미안하다는 마음이 들어서 스트레스의 완화가 절실하다는 점을 인식하지 못할 때가 많다. 가족들이 자신의 스트레스에 제대로 대처하는 것이 결과적으로는 환자를 충실히 보살피는 길이 된다는 점을 알릴 필요가 있다. 게다가 가족들에게는 현

실적인 지원이 부족한 경우도 많다. 가정간호 등 가족들의 부담을 경감시킬 수 있는 정보제공 창구를 소개해주는 일도 중요하다(표11-2).

ⓒ 제2의 환자로서의 가족에게 대응하기

의료인은 간병 중인 가족들의 상황이나 감정을 이해한 뒤 그들을 대하는 것이 좋다. 암환자의 가족들은 환자와 거의 같은 정신적 고통을 안고 있지만,[7] 환자를 보살피는 역할에 몰두하느라 자신의 고통을 살피는 것에 소홀하기 쉽다. 환자의 정신적 기둥이 되기 위해 자신의 고통스러운 기분을 마음 깊은 곳에 묻어둔 채 굳세고 당차게 행동하는 경우가 많다.

의료인이 가족들을 대할 때 "지금 심정이 어떠십니까?"라고 감정에 초점을 맞춘 질문보다 "밤에는 잘 주무십니까?"라는 가벼운 말부터 하기 시작하면 가족들도 대답하기가 쉽고, 그들의 감정에 대하여 들어볼 수 있는 계기가 되기도 한다. 가족들이 고통을 하소연할 때에는 "그런 느낌은 누구에게서나 볼 수 있는 반응이며, 결코 인간적인 나약함 때문이 아니다"라고 말해주는 것도 중요하다.

암환자의 가족들은 암과 관련된 다양한 상황에서 많은 스트레스를 받고 있다. 때로 스트레스가 심해지면 고통스러운 감정이 고조되므로 〈표11-3〉에서 제시하듯이 가족들을 대하는 것도 필요하다. 특히, 기분이 가라앉는 증상 등이 2주 이상 지속되고 생활에 지장을 가져오는 경우에는 항우울제를 복용하는 것이 효과적일 때도 있으므로, 정신과의사와의 연계도 염두에 두고 가족들을 대한다.

〈표 11-3〉 제2의 환자로서의 가족들에게 대응하기

가족들의 상황	가족들의 감정	가족들에게 하는 말
환자와 가족들 간에 의견이 일치하지 않는다.	불만·고립감	"다른 가족분들과도 잘 의논해 봅시다."
친척이나 친구에게 가족 중의 일원이 암에 걸렸다는 사실을 알리지 않는다.		
지금까지의 일상생활에 지장이 생긴다.	부담감	"주변분들 중에 마음을 털어놓을 수 있는 분을 찾아봅시다."
의사결정의 책임이 가족들에게 위임된다.		
환자의 신체증상(통증, 피로)에 대해 충분한 도움을 줄 수 없다.	무력감	"환자 곁에 계시는 것만으로도 충분합니다." "간호사한테 가족분들이 도우실 수 있는 일이 있는지 물어봅시다."
섬망(신체증상에 의한 의식장애)에 의해 가족 간의 커뮤니케이션에 지장이 있다.	불안·기분 저하	"환자분과 관련하여 이해되지 않는 일이나 걱정되는 일은 없습니까?" "다른 가족분들과도 잘 의논해 봅시다."
나쁜 소식이 가족들에게만 전달되고 있다.		"주변분들 중에 마음을 털어놓을 수 있는 분을 찾아봅시다."
환자의 불안이나 기분 저하가 극심하다.		"정신과의사와 상담해 보시지 않겠습니까?"

제**12**장

나쁜 소식과 간호사

제 1장에서도 말했듯이 '나쁜 소식' 이란 "환자의 장래에 대한 전망을 완전히 부정적으로 바꾸어버리는 소식"으로 정의된다.[1] 암 의료에서는 암 진단, 치료의 실패, 재발, 적극적 항암치료의 중단 등을 그 예로 들 수 있다. 나쁜 소식을 주로 전하는 사람은 의사지만, 암 의료의 전 과정을 통해 환자나 가족들에게 나쁜 소식이 전달되는 많은 상황에서 간호사 또한 중요한 역할을 맡게 된다. 이번 장에서는 간호사의 그러한 역할에 대해서 살펴본다.

1. 간호사의 역할

나쁜 소식이 전해지는 상황에서 간호사가 하는 역할은 다음과 같

다.[2]

1) 환자와 가족들의 근심과 정보 요구를 파악하여 전달하는 '대변인' 역할을 한다

의사에 비해서 간호사는 환자와 보내는 시간이 길며, 그들의 걱정이나 두려움, 정보에 관한 요구를 쉽게 알 수 있는 입장이므로 환자를 보다 잘 이해하는 경우가 많다. 따라서 환자와 가족들의 생각이나 요구를 의료팀에 전달하는 귀중한 역할을 할 수 있다. 나쁜 소식을 전하는 면담 전에 환자나 가족들이 원하는 것을 파악한 경우에는, 그것을 의사에게 알림으로써 환자나 가족들의 의향에 따른 전달 방법을 선택할 수 있다.

2) 환자와 가족들을 정서적으로 지지한다

의사로부터 나쁜 소식을 전달 받은 환자나 가족들이 의사에게는 좀처럼 감정을 표현하지 못하는 경우가 있다. 이러한 경우, 면담 후에 간호사가 환자의 기분에 초점을 맞춘 질문을 하거나 환자의 괴로운 심정에 공감을 표시함으로써 환자나 가족들에게 정서적인 도움을 줄 수 있다.

3) 환자와 가족들에게 '정보 제공자' 역할을 한다

환자나 가족들이 의사에게서 들은 설명을 제대로 이해하지 못하거나 새로운 정보에 혼란스러워할 때가 많다. 이런 경우 간호사는 그들의 추가 질문에 대답하면서 치료와 병세에 대한 정보를 이해시켜 주고 그 시점의 문제점을 분명하게 설명할 수 있다. 정보를 정리하고 부족한 정보를 보충한다.

4) 의사에게 지지를 제공한다

의사가 나쁜 소식을 전하는 것을 힘들어 할 때에는 기회를 보아 불안을 완화시켜 줄 말을 해주거나, 환자에게 양해를 구한 뒤 의사와의 면담에 함께 자리하여 양자의 관계가 보다 원활해지도록 도와준다. 의사가 나쁜 소식을 전한 일로 죄책감을 느끼거나 우울해할 때는 함께 대화함으로써 정신적 부담을 줄이는 것에 도움을 줄 수 있다.

2. 면담에서 간호사가 할 일

1) 소식을 전하기 전

나쁜 소식을 전하기 전에 환자나 가족들이 병세를 어떻게 인식하고 있는지, 어떤 심정인지, 무엇을 걱정하고 있는지, 어떤 식으로 전달 받고 싶어하는지 등 나쁜 소식과 관련한 인식과 감정, 의향을 분명하게 파악한다.

"○○○선생님께서 설명해 드리실 텐데요, 그 전에 몇 가지 여쭤보아도 되겠습니까?"

"지금 병세에 대해서 ○○○선생님에게서 어떤 이야기를 들으셨습니까?"

"지금 상황에 대해 어떻게 생각하고 계십니까?"

"병세에 대해서 어떤 점이 걱정되십니까?"

"지금까지의 병세에 대해서 어떻게 생각하셨습니까?"

"앞으로 이 병에 대해서 어느 정도까지 알고 싶으십니까?"

"병에 대한 것 말고 달리 걱정되시는 것은 없습니까?"

"앞으로의 삶에 있어서 희망하시는 점은 무엇입니까?"

"앞으로의 일 중에서 가장 중요하게 생각하시는 것은 어떤 것이 있습니까?"

2) 소식을 전하는 자리

나쁜 소식을 전하는 면담 자리에 가능하면 환자와 가족들의 동의를 얻어서 함께 자리한다. 앞으로 지속적인 도움을 주려고 한다는 뜻을 분명하게 전한다. 다음과 같은 점에 주의하면서 면담의 원활한 진행을 도와준다.

- 프라이버시가 보장되는 장소를 정한다.
- 대화에 지장을 주지 않도록 하고, 의사와 환자의 중간에 앉는 것이 좋다.
- 환자나 가족들의 얼굴이 보이는 곳에 앉아 필요에 따라서는 고개를 끄덕이거나 시선을 마주치는 등, 긴박한 분위기를 부드럽게 만드는 것에 유의한다.

- 면담 내용을 환자나 가족들이 충분히 알아듣고 있는지, 궁금한 점에 대해서 질문을 하고 있는지, 표정이나 자세 등을 통해서 관찰한다.
- 환자나 가족들과 이전에 대화한 적이 있거나 그들과 간호사 사이에 신뢰관계가 맺어져 있는 경우, 환자나 가족들의 의향이 의사에게 전해지지 않았다고 판단할 때는 필요에 따라 그들의 뜻을 의사에게 대신 전한다(예컨대 "면담 전에 아드님 입학식에 참석하고 싶으신데 치료에 지장을 줄까 봐 걱정된다고 하시지 않았습니까? 그 점에 대해 여쭤볼까요?").

3) 소식을 전한 뒤
나쁜 소식이 전해진 뒤에는 의식적으로 다음과 같이 지지를 제공한다.

㉠ 정서적 지지

나쁜 소식에 충격을 받은 환자나 가족들의 마음을 위로하는 데 항상 주의를 기울인다. 이런 때의 대응방법으로는 공감을 표시하는 것이 효과적이다. 말없이 곁에 있어 주는 것만으로도 큰 도움이 될 수 있다.

〈공감을 표시하는 말〉
"○○○선생님 말씀을 듣고 충격이 크셨겠습니다."
"힘드셨겠습니다."

"도대체 어째서 내가……라는 심정이시겠습니다."
"앞으로의 일이 걱정스러우시겠습니다."
"그런 생각이 드시는 것도 당연하다고 생각합니다."
"누구라도 그렇게 느끼실 것이라고 생각합니다."
"앞으로도 열심히 도와드리겠습니다."
"○○○님의 힘이 되어 드리고자 합니다."
"어떻게 해 드리는 것이 ○○○님에게 가장 좋은 일이 될지 함께 생각해봅시다."
"지금까지 정말 잘 견뎌오셨습니다."

〈환자의 심정을 파악하기 위한 말〉
"지금 심정을 좀 더 자세히 말씀해주시겠습니까?"
"○○○선생님의 말씀을 듣고 충격이 컸으리라 생각합니다. 저희는 ○○○님에게 가능한 한 모든 도움을 드리려고 합니다. 괜찮으시다면 지금 가장 걱정이 되는 점에 대해 말씀해주시겠습니까?"

ⓒ 이해와 인식의 정도를 파악
"선생님에게서 들으신 설명은 어땠습니까? 너무 빨라서 알아듣지 못하시지는 않았습니까?"
"추가 질문은 없으십니까?"
"여러 가지 말씀을 들으셨는데요, 저와 오늘 들은 이야기를 다시 한 번 정리해 보시겠습니까?"

ⓒ 정보의 보충과 추가

이해와 인식의 정도를 파악한 뒤 정보 보충이나 내용 추가가 필요하다고 판단된 경우에는 간호사가 정보를 제공하거나 의사로부터 다시 설명을 들을 수 있도록 조정한다.

3. 의사와의 연계

의사와 간호사의 연계는 환자 중심의 팀 의료를 해나가는 데 큰 전제가 되고 있다.

실제로 나쁜 소식을 전하는 것은 의사의 역할이지만 간호사가 그 전후 과정 동안 계속적인 지지를 함으로써, 보다 깊이 있는 의료를 제공할 수 있다. 생활에 관한 조정 등은 의사보다 간호사가 더 현실적으로 할 수 있기 때문에, 적극적으로 관여할 필요가 있다. 또, 환자의 진료방침에 관해 직종 간에 서로 다른 견해가 발생한 경우에는 간호사 쪽에서 주체적으로 대화의 자리를 만들고, 환자나 가족들에게 무엇이 최선인지 의료팀이 함께 검토하는 것도 중요하다.

4. 환자와 가족들의 심리적 반응과 대처방법

나쁜 소식을 들었을 때 보이는 심리적 반응에는 혼란과 절망감, 불안, 우울, 분노 등이 있다. 이러한 반응에 대해서는 경청이나 감정 표출의 촉진, 수용, 보증, 공감 등의 지지적인 접근법으로 대응한다. 나쁜 소식이 전해지기 전에 간호사는 환자나 가족들에게 어떻게 다가갈지, 환자가 혼란스러워할 때는 어떻게 대처할지에 대해 가능한 범위에서 모의실험을 하며 미리 생각해두어야 한다. 나쁜 소식이 전해진 뒤에는 꿋꿋한 자세로 다가가 환자와 가족들의 감정에 초점을 맞춘 말을 하는 것이 중요하다. 고통을 동반한 심리상태가 지속될 경우에는 적절한 약물을 사용하거나 정신과의사 등 정신보건 전문가에게 의뢰하는 것도 고려한다.

1) 분노

나쁜 소식에 대한 반응으로서 환자나 가족들이 분노와 적대감 같은 감정을 드러내는 경우가 있다. 이는 간호사가 대처하기 곤란한 감정들이다. 분노는 간호사에게 향할 때가 많은데, 방어적이나 감정적이 되지 말고 냉정하게 대처해야 한다. 다른 의료인에게 향해진 경우에도 마찬가지로 냉정하게 대처한다. 분노는 강한 불쾌감, 두려움, 불안, 불공평한 느낌, 무력감, 절망감에서 솟아나는 감정이다. 무엇이 환자의 분노의 원인이 되었는지 알아내고, 그 배경에 대해 공감을 표시하는 것이 효과적인 대처방법이다.

2) 부정

부정이란 나쁜 소식을 믿고 싶지 않은 환자의 거부반응으로, 마치

병이 존재하지 않는 듯이 행동하거나, 병세와 앞으로의 치료에 대해 비현실적으로 낙관하는 것 같은 말과 행동을 하는 것 등으로 나타나는 수가 있다. 이러한 반응의 배후에는 깊은 심리적 고통이 있으며, 그 고통으로부터 자기를 지키고자 하는 심리적 방어기제가 작동하고 있다. 기본적인 대처방법으로는 이러한 반응을 최대한 존중하고 환자나 가족들이 나쁜 소식을 받아들일 준비가 될 때까지 현실을 부정하더라도 인정하는 것이다. 그러나 진실을 호도하는 잘못된 정보를 제공해서는 결코 안 된다. 부정이 환자의 치료에 불리하게 작용하거나, 정신적 고통을 줄이는 데 도움이 되지 않는데도 환자가 계속 부정의 방어기제를 사용할 때도 있다. 이런 경우에는 정신과의사 등 정신보건 전문가의 치료적 개입이 필요하다.

5. 간호사가 전하는 나쁜 소식

환자와 의료인 간의 커뮤니케이션은 의료인 쪽에서 일방적으로 하는 것이 아니다. 환자가 무엇을 알고 싶어하는지, 어떤 식으로 전달받고 싶은지, 들은 뒤에는 어떤 도움을 받고 싶어하는지를 알고자 하는 환자중심적인 사고가 필요하다. 이런 사고를 가지고 환자의 의향을 파악하고 그에 따른 커뮤니케이션을 해나가는 일이 중요하다. 간호사가 직접 '암 진단', '재발', '적극적 항암치료의 중단' 등 병세나 치료에 관한 나쁜 소식을 전하지는 않는다. 하지만 요양생활에 대해서 나쁜 소식을 전하는 일은 종종 있다(휴대용 변기나 보행기 사용을 권하는 등). 암 의료에서의 효과적 커뮤니케이션 기술에 관한 SHARE 프로토콜을 기초로 하여 간호사가 나쁜 소식을 전하는 사례를 살펴보겠다. SHARE 프로토콜을 사용하지 않는 커뮤니케이션과 어떤 차이가 있는지 주목하기 바란다.

기본적인 커뮤니케이션 기술
Supportive environment (지지적 환경조성)
How to deliver the bad news (나쁜 소식 전달방법)
Additional information (부가정보)
Reassurance and Emotional support (안심시킴과 정서적 지지)

〈표 12-1〉 나쁜 소식을 전하는 자리에서 간호사가 하는 말의 예

전하기 전	"의사선생님과 면담하시기 전에 몇 가지 여쭤 봐도 되겠습니까?" "지금 병세에 대해서 선생님에게서 어떤 말씀을 들으셨습니까?" "지금 상황에 대해서 어떻게 생각하고 계십니까?" "병세에 대해서 어떤 점이 걱정되십니까?" "지금까지의 병세에 대해서 어떻게 생각하셨습니까?" "앞으로 이 병에 대해서 어느 정도까지 알고 싶으십니까?" "병에 대한 것 말고 달리 걱정되시는 것은 없습니까?" "앞으로의 삶에 있어서 희망하시는 점은 무엇입니까?" "앞으로의 일 중에서 가장 중요하게 생각하시는 것은 어떤 것입니까?"
전해진 후	"……" (침묵) "선생님 말씀을 듣고 충격이 크셨겠습니다." "힘드셨겠습니다." "도대체 어째서 내가……라는 심정이시겠습니다." "그런 생각이 드시는 것도 당연하다고 생각합니다."

전해진 후	공감을 표시한다	"누구라도 그렇게 느끼실 것이라고 생각합니다." "앞으로의 일이 걱정되시는군요." "앞으로도 열심히 도와드리겠습니다." "OOO님의 힘이 되어 드리고자 합니다." "어떻게 해 드리는 것이 OOO님에게 가장 좋은 일이 될지 함께 생각해봅시다." "지금까지 정말 잘 견뎌오셨습니다."
	심정을 이해한다	"지금 심정을 좀 더 자세히 말씀해주시겠습니까?" "OOO님에게 가능한 한 모든 도움을 드리려고 합니다. 괜찮으시다면 지금 가장 걱정이 되시는 점에 대해 말씀해주시겠습니까?"

6. 사례: 침상에서 안정할 것을 알린다

[지금까지의 경과]

50대 여자, 폐암 IV기, 다발성 골전이(제 6·7흉추, 제 3·4 요추)

폐암 진단을 받고 반년 전에 화학요법을 받았다. 이번에는 요통과 하지 통증과 마비로 입원하였다. 다발성 골전이에 의한 통증을 완화하기 위해 방사선치료를 마쳤다. 현재 통증은 호전되었으나 언제 골절이 될지 모르는 상태이다. 침상안정이 필요하다는 의사의 진단에도 불구하고 통증이 완화되자 안정이 지켜지지 않는 상황이다. 보행에 의한 골절 위험성이 있어서 침상안정의 필요성을 재차 설명한다.

1) SHARE 프로토콜을 실천하지 않는 예

간호사: OOO님, 병실생활에 대한 문제인데요, 걸어 다니시면 골

절 위험이 있으니 침상에서 안정을 취해주셨으면 합니다…….[H: 환자의 인식을 확인하지 않은 채 나쁜 소식을 전하고 있다]

환　자: 침상안정이라면 걷지 말라는 말씀입니까? 갑자기 그렇게 말씀하시면…….

간호사: 걸으시다가 골절이라도 되면 큰일이니까요. 그렇다고 계속 누워 계시라는 말씀은 아닙니다. 침대 위에서라면 앉아 계실 수도 있지요. 필요한 것은 저희 쪽에서 도와드릴 수도 있으니까요.[RE: 감정에 대한 배려가 부족하다]

환　자: 그렇습니까……, 알겠습니다.

간호사: 궁금하신 점이 있으면 말씀해주세요. 그럼 이만…….

2) SHARE 프로토콜을 실천한 예

간호사: ○○○님(환자 쪽을 향해 시선을 맞춘다)[기본: 자세에 대해서 배려한다], 드릴 말씀이 있습니다만, 지금 괜찮으시겠습니까?[S: 신뢰관계 형성]

환　자: 괜찮습니다.

간호사: 잠깐 앉겠습니다(의자에 앉아서 환자와 시선을 맞춘다).[기본: 자세에 대해서 배려한다] ○○○님, 이 방에는 이제 완전히 적응하신 것 같군요. [RE: 기분을 부드럽게 하는 말을 건넨다] 요즘 상태는 좀 어떠십니까?

환　자: 다리에 마비가 와서 걸을 때 좀 불편합니다. 지지대를 잡고

걷기는 합니다만, 좀 걱정입니다.

간호사: 그러시군요, 걱정되시겠군요.[RE: 공감을 표시한다] 그 문제와 함께 오늘은 입원생활에 대한 상담을 해 드리려고 하는데요, 괜찮으시겠습니까?[H: 준비가 되었는지 확인한다]

환　자: 예, 괜찮습니다.

간호사: ○○○님, 요즘 세면이나 배변은 어떻게 하고 계십니까?[H: 현재의 상황에 대한 환자의 인식 정도를 확인한다]

환　자: 제 앞가림은 거의 제가 하고 있습니다. 세면대나 화장실에는 어떻게든 혼자 가고 있으니까요. 하지만 뼈에 병이 들었으니 조심하고 있습니다.

간호사: 그러시군요. ×××선생님에게서 말씀 들으신 대로 뼈에 병이 들어서 ○○○님의 생활에 이런저런 영향이 많습니다. 그 점에 대해 오늘은 유감스런 말씀을 드려야 할 것 같은데요.[RE: 마음의 준비를 할 수 있도록 한다] 현재 ○○○님의 상태로는 지금처럼 세면대나 화장실에 가시는 것만으로도 골절의 위험이 있습니다. 그러니까 앞으로는 침상에서 안정을 취하시는 편이 좋을 것 같습니다.[H: 분명하게 전달한다]

환　자: 침상안정이라면……. 걸어다니면 안 된다는 말씀이십니까?

간호사: 그렇습니다. 하지만 계속 누워 계시란 말씀은 아닙니다. 침대 위에서라면 앉아 계셔도 됩니다. 물론 다른 필요하신 일은 저희가 도와드리겠습니다.[A: 추가정보를 제공한다]

환　자: 넘어지지만 않으면 괜찮지 않을까요? 그렇지 않아도 조심해서 걷고 있는데요…….

간호사: 그러시군요. 조심하고 계셨군요.[RE: 공감을 표시한다] 지금 상황에 대해서 선생님께서는 어떤 말씀을 들으셨는지요?[H: 현재의 상황에 대한 환자의 인식 정도를 확인한다]

환 자: 이번에 입원할 때 뼈로 전이되었다는 말씀을 하셨습니다. 허리 통증도 다리에 마비가 온 것도 그 때문에 나타날 수 있다고도 하셨고요. 골절 위험이 있다는 말씀은 들었지만……넘어지지만 않으면 괜찮겠지 싶어서 조심해서 걸어 다녔거든요.

간호사: (고개를 끄덕인다) …… (침묵)그렇습니까? …… (침묵) 물론 넘어질 때 골절의 가능성이 가장 큽니다만, 지금 상태로는 걷거나 서 계시는 것만으로도 골절의 위험이 있습니다. 혹시라도 골절이 되면 앉아 계시는 것마저도 힘들어지기 때문에 침상안정을 권해 드리는 것입니다.[H: 분명하게 전달한다]

환 자: 골절이 되면 누워 있어야만 된다는 말씀이십니까……. 그렇게까지 위험할 것이라고는 생각하지 못했는데 참 충격입니다.

간호사: (천천히 크게 고개를 끄덕인다) [RE: 공감을 표시한다]

환 자: 하지만 침대 위에서 안정하는 것이라면…… 화장실 가는 것 같은 제 앞가림도 스스로 할 수 없게 되었다는 말이니……. (침묵) 힘든 일이네요.

간호사 : …… (침묵)[RE: 침묵의 공유] 힘든 일이지요.[RE: 공감을 표시한다]

환　자 : 이제부터는 지금까지 하던 대로 걸어다녀서는 안 된다는 말씀이군요.

간호사 : 걸으실 수 없어서 답답한 데다 화장실 가는 것까지 남에게 부탁해야 하니 매우 고통스러운 일이라고 생각합니다만 [RE: 공감을 표시한다], 저희도 있는 힘을 다해 도와드릴 테니[RE: 위로의 말을 건넨다] 언제든지 말씀해주십시오.

환　자 : 잘 부탁드립니다.

7. 마무리

　암 의료에 종사하는 간호사는 전문가로서 커뮤니케이션 기술을 향상시켜 나가야 한다. 나쁜 소식을 전달 받을 때 어느 정도의 정보를 원하고 있는지, 받은 정보를 어떻게 해석하는지, 그리고 나쁜 소식에 어떻게 반응하는지는 환자와 가족들에 따라 다르다. 환자나 가족들의 의향에 맞는 정보와 적절한 심리적 지지를 제공할 수 있도록 의료팀이 함께 방법을 강구해 나가는 것이 바람직하다.

제13장

커뮤니케이션 학습법

　의료인의 커뮤니케이션 방식은 인간성에 의해 차이가 나는 것이지 학습을 통해서 바뀌는 것이 아니라는 생각이 오랫동안 의료계를 지배해왔다. 그래서 그 동안 의료인들이 커뮤니케이션을 학습할 기회가 주어지지 않았다. 그러나 환자—의사 간 커뮤니케이션에 관한 연구결과가 조금씩 축적됨에 따라 커뮤니케이션은 의료인에게 필수적인 것이며, 무엇보다도 학습을 통해 개선될 수 있는 일종의 기술(skills)로 인식되기에 이르렀다. 환자와 의료진 간의 커뮤니케이션에 대한 학습방법으로서 의료인을 대상으로 한 커뮤니케이션 기술훈련(communication skills training, CST)이 실시되고 있다.

1. 암 의료에서의 커뮤니케이션 기술훈련(CST)

암 의료에 종사하는 의사를 대상으로 한 대표적인 나쁜 소식 전달 방법 CST 프로그램을 소개한다(표13-1).

1) 영국의 암전문의 대상 프로그램

Fallowfield 등은[1-5] 영국의 암전문의들을 대상으로 사흘간의 프로그램을 실시하고 있다. 이 프로그램은 역할극 방식을 도입하여 커뮤니케이션 기술을 체험을 통해서 학습한다. 참가자는 환자—의사 관계 및 커뮤니케이션에 대한 교재로 학습을 하는 한편, 3~5명의 소집단으로 나뉘어 진행자의 지시에 따라 환자 역을 맡은 배우를 상대로 연기를 한다. 이것을 녹화하여 나중에 소집단 구성원들이 돌려보고 토론을 통해 주어진 과제의 답을 찾아낸다. 다루는 대상은 폐암, 유방암, 자궁경부암, 골육종, 호치킨병, 다발성골수종 환자들과 그 가족들이다. 학습과제는 암의 최초 진단이나 재발의 통고 등 나쁜 소식을 전하는 일, 치료법 선택에 관한 대화, 사전동의 문제, 환자 가족과의 대화, 환자의 심리적 문제 다루기 등이다.

2) 미국의 암전문의 대상 프로그램

Baile 등은[6] 미국의 암전문의들을 대상으로 반나절씩 두 번의 워크

숍 프로그램을 실시하고 있다. 이 과정은 강의와 그룹워크로 구성되고, 나쁜 소식을 전달할 때의 커뮤니케이션을 다룬다. 먼저 교재를 써서 이론강의를 한 뒤, 참가자들이 4~5명의 소집단으로 나뉜다. 진행자의 지도 아래 한 사람은 의사 역할, 한 사람은 환자 역할을 맡아 역할극을 한 다음 집단토론을 한다. 두 번째 워크숍은 6주 후에 열리는데, 커뮤니케이션이 어려운 환자(예를 들면 증상에 맞지 않는 비현실적 기대를 가지고 있는 환자, 증상이 개선되지 않아서 화가 난 환자)와의 면담에 초점을 맞추어 역할극을 펼친다.

이 프로그램을 기초로 하여, 여러 암센터의 전임의 대상의 나흘짜리 프로그램도 개발하였다.[7] 강의와 역할극, 그 뒤의 토론을 축으로 한 그룹워크인 점은 같다. 바뀐 것은 4일로 기간이 연장된 점, 참가자들은 의사 역할만 맡고 환자 역할은 모의환자(simulated patients, SP)가 맡는다는 점이다. 한 번에 20명씩을 모집하고, 참가자 5명과 진행자 1명씩을 묶어 네 집단으로 나눈 뒤 SP를 상대로 역할극을 펼치게 한다. 다루는 내용은 유방암, 전립선암, 폐암, 백혈병, 피부암 환자에게 나쁜 소식을 전하고 대화를 나누는 방식이다.

3) 간호사 대상 프로그램

Razavi 등은 벨기에의 암전문간호사를 대상으로 한 프로그램을 실시하고 있다.[8,9] 30시간의 강의와 75시간의 역할극으로 구성되어 있으며 3개월간 나누어 실시한다. 참가자 10명에 중재자 1명으로, 암 의료에서의 기본적인 커뮤니케이션, 환자의 고통에 대처하는 법, 심리적 반응의 발견, 죽음과 안락사에 관한 대화 등을 다룬다.

앞에서 대표적인 CST 프로그램을 간략하게 살펴보았다. 정리하자면 CST 프로그램은 모두 다음과 같은 요소들로 구성되어 있다.

① 강의: 환자와 의사의 관계를 이해하고, 커뮤니케이션 이론을 학습하기 위해 교재에 의한 강의를 받는다.

② 모델링: 비디오나 모범연기를 보면서 효과적인 커뮤니케이션을 학습한다.

③ 역할극: 강의와 모델링을 통해 배운 바람직한 커뮤니케이션에 관한 지식을 행동으로 습득하는 단계. 참가자는 소집단으로 나뉘어 비판 받지 않는 안전한 환경 속에서 의사의 역할을 연기함으로써 체험한다.

④ 피드백: 행동변화를 강화하기 위해 관찰자나 진행자로부터 역할극에 대한 설명을 듣는다.

⑤ 토론: 학습한 것을 일반화시키기 위해 소집단을 짜서 대화하고, 다양한 상황을 설정해서 어떤 커뮤니케이션이 적절한지 여러 가지 견해를 비교하면서 의견을 조정한다.

이 밖에, 기간은 며칠간에 걸쳐 실시되며, 다루는 내용은 나쁜 소식의 전달, 치료법 선택에 관한 대화, 환자의 심리적 문제에 관한 대화라고 하는 점 등도 공통적이다.

〈표 13-1〉 암 의료에서 사용되는 대표적인 커뮤니케이션 기술훈련 프로그램

연구자	대상	기간	강조	내용
Fallowfield 등	암전문의	3일간	역할극 토론	나쁜 소식을 전하는 일 치료법 선택에 관한 대화 설명과 동의 가족들과의 대화 심리적 문제
Baile 등	암전문의	반나절 2회	강의 역할극 피드백	나쁜 소식을 전하는 일 대응하기 힘든 환자와의 커뮤니케이션
Back 등	암센터 전임의	4일간	강의 역할극 피드백	나쁜 소식을 전하는 일 적극적 항암치료의 중단에 관한 대화
Razavi 등	암전문 간호사	105시간(1개월에 5일씩 3개월 동안)	강의 역할극 토론	기본적인 커뮤니케이션 심리적 문제 환자의 스트레스에 관한 대처방법 환자의 심리적 반응의 파악 죽음과 안락사에 관한 대화
Fujimori 등	암 의료에 종사하는 의사	2일간	강의 역할극 피드백	나쁜 소식을 전하는 일 (진행암의 진단 통고 재발과 전이의 통고 적극적 항암치료의 중단에 관한 대화)

2. 암 의료에서 CST의 효과

암 의료에 종사하는 의사를 대상으로 한 CST의 효과에 관한 보고들은 주로 다음 세 가지 측면에서 검토하고 있다(표13-2).

① 행동평가: 모의환자 혹은 실제 환자와의 면담을 녹화 또는 녹음

〈표 13-2〉 암 의료의 커뮤니케이션 기술훈련에 관한 평가연구

연구자	연도	연구설계	대상	평가 항목	평가 기간	결과
Fallowfield 등 Jenkins 등 Shilling 등	2002 2003 2002 2003	RCT	암 전문의 160명	환자와의 면담 대화 분석 나쁜 소식을 환자에게 전하는 커뮤니케이션에 대한 참가자의 자기만족감 환자가 평가한 면담 만족감	CST 전 3개월 후 1년 후	3개월 후에 커뮤니케이션 기술이 향상되었다. 1년 후에도 습득한 커뮤니케이션 기술은 유지되었다. 3개월 후에 자기만족감이 향상되었다. 1년 후에도 습득한 자기만족감은 유지되었다. 3개월 후 환자의 만족감은 변하지 않았다.
Razavi 등 Delvaux 등	2002 2004 2004	RCT	암 전문 간호사 115명	모의환자와의 면담 대화 분석 환자와의 면담 대화 분석 참가자의 업무와 관련된 스트레스 참가자의 업무에 대한 태도 참가자의 면담 만족감 환자가 평가한 면담 만족감	CST 전후 3개월 후	CST 후 커뮤니케이션 기술(특히 공감)이 향상되었다. 3개월 후에도 습득한 커뮤니케이션 기술은 유지되었다. CST 후 업무와 관련된 스트레스는 감소하고, 업무에 대한 태도가 개선되었다. 3개월 후에도 스트레스와 태도는 유지되었다. CST 후 참가자의 만족감이 향상되었다. 3개월 후에도 환자의 만족감은 유지되었다.

RCT : randomized control trial
CST : communication skills training

해서 제3자가 의사의 커뮤니케이션 행동을 평가.

② 환자에 의한 평가: 환자가 의사와의 커뮤니케이션에 대한 만족감, 케어에 대한 만족감을 평가(자기보고식 설문지를 사용).

③ 의사의 주관적 평가: 의사가 커뮤니케이션에 대한 자신의 태도, 자기만족감(자신감), CST 프로그램에 대한 효과를 평가(자기보고식 설문지를 사용).

CST의 효과를 검증한 연구

무작위 대조시험(randomized control trial, RCT) 방법으로 위에서 살펴본 세 가지 측면의 평가를 실시하여 CST의 효능을 검토한 연구들을 소개하겠다.

Fallowfield 등은[1~5] 영국의 암전문의 160명을 CST군, 서면에 의한 피드백군, 서면에 의한 피드백+CST군, 대조군의 네 집단에 무작위 배정하였다. 피드백을 행한 2개 집단에 대해서는 개입 전의 실제 면담 장면 분석 결과를 이용해 서면에 의한 포괄적인 피드백을 실행하였다. 그 후 다른 2개 집단에 대해 3일간 CST를 실시하였다. 그리고 개입 전과 개입 3개월 후의 환자 면담 대화 내용(예를 들어 개방형 질문이나 공감 표출) 분석, 케어에 대한 환자의 만족감, 개입 대상자인 의사의 자기 만족감을 평가함으로써 CST의 효과를 검토하였다.

그 결과, CST를 행한 집단은 행하지 않은 집단에 비해 좋은 커뮤니케이션, 즉 분명한 질문 사용이 34%, 개방형 질문 사용이 27%, 공감 표출이 69%, 환자에 대한 적절한 응답이 38% 증가하였다. 한편 좋지 않은 커뮤니케이션인 유도적 질문 사용은 24% 감소하였다.

또한 CST군에 배정된 80명을 대상으로 CST 참가 12~15개월 후에 다시 환자와의 면담장면을 녹화하여 대화내용을 분석하였다. 그 결과, CST 참가 3개월 후에 효과를 보였던 커뮤니케이션 기술은 1년 후에도 효과가 유지되는 것으로 나타났다. 그리고 3개월 후에는 변화가 분명하지 않았던 면담 중단의 감소와 정보요약의 증가도 1년 후에는 나타났다. 한편, 습득한 커뮤니케이션 기술을 더 많이 구사하였음에도 불구하고 면담시간에는 변화가 없었는데, CST에 의해 바쁜 진료현장에서 면담시간의 연장 없이도 커뮤니케이션이 개선되었음을 알 수 있었다.

그러나 케어에 대한 환자의 만족감은 변하지 않았다. 이는 개입 전부터 환자의 만족도가 높았다는 점에서 천장효과(ceiling effect) 때문으로 추측된다. 환자의 의향에 입각한 CST 프로그램을 개발하여 실시함으로써 개선된 것은 아닐까 하는 견해도 있다.

Razavi 등은[8,9] 벨기에의 암 전문간호사 115명을 대상으로 하여, 앞서 설명한 105시간의 CST에 참가하는 개입군과 아무 것도 하지 않는 대조군으로 무작위 배정하였다. CST 실시 전후, 3개월 뒤와 6개월 뒤에 환자와의 면담, 모의환자와의 모의면담 장면을 녹음하여 대화를 분석하였다. 그 결과 개입군은 통제군에 비해 CST 전보다 3개월 후와 6개월 후에 정서적 대화내용이 더 증가하는 것으로 나타났다. 마찬가지로, 개입군의 간호사와 면담한 환자에서도 정서적인 대화내용이 증가하였다. 커뮤니케이션에 대한 환자의 만족감도 향상되었으며, 참가자의 업무와 관련된 스트레스의 경감이나 업무에 대한 태도의 개선, 환자와의 커뮤니케이션에 대한 만족감 또한 향상된 것으로 나타났다. 이러한 결과로 볼 때, 본 프로그램은 암전문간호사의 환자와의 커뮤니케이션 기술, 특히 공감기술을 향상시키는 데 도움을 주는 것 같다.

3. 일본의 암 의료와 CST

CST에 관한 연구는 구미를 중심으로 행해져 왔다. 암 의료에서 환자에게 나쁜 소식을 전달할 때 의사의 커뮤니케이션 행동[10]과 환자가 커뮤니케이션에 대해 바라는 의향[11,12]에는 동서의 문화적 배경이 각기 영향을 미친다. 환자—의사 간 커뮤니케이션에서도 문화의 차이가 드러난다는 것이다. 그러므로 필자 등도 일본에서의 CST 효과에 대해 예비적인 검토를 하였다.[13]

1999년부터 2001년까지 3년간 후생노동성 주최의 완화의료 강습회에 참가한 의사 58명을 대상으로, Baile 등이 보고한 프로그램에 입각하여 하루 또는 하루 반 동안의 CST 프로그램을 실시하였다. 그리고 개입 전후 및 3개월 후에, 환자와의 커뮤니케이션에 대한 참가자들의 자기만족감을 자기보고식 설문지를 이용해 평가하였다. 그 결과, 개입 전과 비교해서 개입 직후에 자기만족감이 향상되었고 3개월 후에도 유지되었다(표13-3). 이 연구 결과는 선행연구를 지지하는 것으로서, 일본에서도 CST가 효과적일 가능성이 있음을 보여주었다.

그러나 의사의 업무상 소진(burnout)과 관련해서는, 정서적 고갈이 CST 전과 비교해서 3개월 후에 높아졌다(표13-4). 이러한 결과가 나온 이유의 하나로 다음과 같은 점을 들 수 있을 것이다. 일본에서는 의사 1인당 환자 수가 너무 많아서 환자당 진료시간이 한없이 짧아지고 있으며, 업무량이 지나치게 많다. 환자와의 커뮤니케이션 환경을 개선하기 위해서는 1인당 진료시간을 늘려야 한다. 한편, CST에서 배운 기술을 실제 진료 때 사용하기 위해서는 당연히 연습이 필요하다. 실제 면담에서 반드시 잘 해내리라고 보장할 수 없으며 실패할 수도 있다. 커뮤니케이션에 관해 상담할 수 있는 사람이 주변에 없을지도 모른다. 그 때문에 정서적 고갈이 높아졌다고 볼 수도 있다. 그러므로 임상에서 모든 환자에게 모든 기술을 사용하려 들 것이 아니라, 나쁜 소식을 전하는 면담 때 주로 활용하는 편이 좋다.

필자 등은 앞서 설명한 프로그램을 참고로 하고, 나쁜 소식을 전할 때의 커뮤니케이션에 대한 환자의 의향, 즉 SHARE에 입각한 프로그램을 개발하였다. 여기서 다루는 나쁜 소식은 '진행암'과 '재발', '적극적 항암치료의 중단'이다. 소집단을 짜서 모의환자를 상대로 역할극을 하고 진행자의 지시에 따라 토론하는 프로그램이다. 현재 무작위 대조시험(RCT)을 실시하여 효과를 평가하고 있다.

일본에서는 아직 암 의료에서 CST의 효과가 검증되지 않은 상태다. CST 프로그램의 구조나 CST에서 다루는 커뮤니케이션의 내용을 분석하고, 촉진자와 모의환자를 육성하고, RTC 연구방법을 이용하

〈표 13-3〉 CST 전후 및 3개월 후 자기만족감의 변화

	CST 전 평균 (표준편차)	CST 후 평균 (표준편차)	CST 3개월후 평균 (표준편차)	F	P	다중비교
1. 환자가 마음 편해 할 장소를 정한다.	5.53 (1.98)	7.24 (1.67)	6.74 (1.85)	21.15	<.001	t1[a]<t2[b], t3[c]
2. 환자가 나쁜 소식에 관해 대화를 나눌 수 있는 상태인지 확인한다.	5.97 (1.95)	7.12 (1.34)	7.16 (1.45)	18.36	<.001	t1<t2, t3
3. 환자의 말에서 병에 대한 이해 정도를 확인한다.	6.29 (1.81)	7.10 (1.44)	7.28 (1.40)	15.00	<.001	t1<t2, t3
4. 가족들이 함께 자리할 것을 권한다.	7.29 (1.73)	8.16 (1.39)	8.00 (1.63)	9.47	<.001	t1<t2, t3
5. 환자의 현재 병세에 대한 인식 정도를 평가한다.	6.47 (1.75)	7.34 (1.29)	7.53 (1.19)	13.53	<.001	t1<t2, t3
6. 환자의 분노를 파악한다.	6.90 (1.69)	7.22 (1.49)	7.66 (1.25)	7.15	.002	t1<t2, t3
7. 대화에 가족들을 참가시킨다.	7.33 (1.61)	8.03 (1.28)	8.09 (1.47)	8.54	.001	t1<t2, t3
8. 환자의 말 이외의 부분에서 환자를 이해할 수 있는 힌트를 얻는다.	6.05 (1.88)	7.05 (1.54)	7.14 (1.55)	17.42	<.001	t1<t2, t3
9. 환자가 얼마나 알고 싶어하는지 확인한다.	5.76 (1.99)	7.12 (1.37)	7.16 (1.51)	24.52	<.001	t1<t2, t3
10. 환자의 불안을 파악한다.	5.93 (1.97)	6.91 (1.73)	7.25 (1.47)	22.30	<.001	t1<t2, t3
11. 사전에 대화할 내용을 준비한다.	6.34 (2.00)	7.52 (1.41)	7.40 (1.65)	13.15	<.001	t1<t2, t3

〈표 13-3〉 CST 전후 및 3개월 후 자기만족감의 변화

	CST 전 평균 (표준편차)	CST 후 평균 (표준편차)	CST 3개월후 평균 (표준편차)	F	P	다중비교
12. 환자의 슬픔을 파악한다.	5.93 (1.82)	7.07 (1.45)	7.19 (1.52)	24.77	<.001	t1<t2, t3
13. 암에 대한 환자의 이해 정도를 확인한다.	5.93 (1.66)	7.34 (1.41)	7.45 (1.14)	31.26	<.001	t1<t2, t3
14. 환자가 정보를 올바로 이해했는지 체크한다.	5.40 (1.71)	7.16 (1.31)	7.16 (1.36)	60.28	<.001	t1<t2, t3
15. 정보를 조금씩 제공한다.	6.03 (1.78)	7.48 (1.31)	7.17 (1.51)	22.37	<.001	t1<t2, t3
16. 전문용어를 사용하지 않도록 한다.	7.24 (1.91)	7.98 (1.41)	8.03 (1.27)	11.18	<.001	t1<t2, t3
17. 중요한 부분을 강조해서 분명하게 전달한다.	7.26 (1.66)	7.93 (1.17)	8.02 (1.37)	9.10	<.001	t1<t2, t3
18. 환자의 감정에 공감을 표시하고 대응을 한다.	6.36 (2.05)	7.40 (1.38)	7.74 (1.31)	18.56	<.001	t1<t2, t3
19. 정보를 전달할 방법을 미리 생각한다.	6.57 (1.86)	7.55 (1.30)	7.62 (1.37)	12.73	<.001	t1<t2, t3
20. 환자의 감정적인 반응에 대응한다.	5.93 (1.74)	6.62 (1.64)	7.12 (1.66)	13.88	<.001	t1<t2, t3
21. 환자의 고통에 대한 자신의 반응을 의식하고 조절한다.	6.24 (1.87)	7.07 (1.57)	7.22 (1.59)	12.17	<.001	t1<t2, t3

a : t1= CST전 b : t2= CST후 c : t3= CST 3개월 후

〈표 13-4〉 CST 전과 3개월 후의 소진의 변화

Maslach 소진 평가도구	CST 전 평균 (표준편차)	CST 3개월 후 평균 (표준편차)	F	P
환자에 대한 비인간화	15.68 (11.84)	16.79 (13.01)	1.42	.24
개인적 성취감의 결여	28.80 (9.69)	30.02 (10.07)	1.87	.18
정서적 고갈	8.67 (4.54)	9.81 (4.74)	5.50	.02

여 효과를 검증하고, 환자에게 영향을 미친 성과를 평가하는 등, 앞으로 지속적인 연구의 축적이 필요하다.

4. 마무리

암 의료에서의 환자—의사 간 커뮤니케이션의 중요성, 그 구체적 내용 및 유효성에 관해 그 동안 나온 보고들을 대략 살펴보았다. 환자—의사 간 커뮤니케이션이 환자의 심리사회적 스트레스와 관련 있으며 의사의 업무상 스트레스와도 관련이 있다는 점, 그리고 암관련 의료인이 커뮤니케이션 기술을 습득하고 환자와의 커뮤니케이션에 대한 자기만족감을 높이는 것에 CST가 유효하다는 점을 추정할 수 있었다. 암과 잘 맞서기 위해서는 먼저 정확한 정보를 올바로 이해해야 하며, 그러려면 환자나 의사 개개인이 커뮤니케이션 기술을 습득하여 상호 소통과 이해를 향상시키는 일이 중요하다.

참고문헌

제1장

1. 厚生勞動省大臣官房統計情報部「人口動態統計」2005年
2. Buckman R : Breaking bad news ; why is it still so difficult? Br Med J 1984 ; 288 : 1597-1599
3. Kugaya A, Akechi T, Okuyama T, et al : Prevalence, predictive factors, and screening for psychologic distress in patients with newly diagnosed head and neck cancer. Cancer 2000 ; 88 : 2817-2823
4. Akechi T, Okamura H, Nishiwaki Y, et al : Psychiatric disorders and associated and predictive factors in patients with unresectable nonsmall cell lung carcinoma ; a longitudinal study. Cancer 2001 ; 92 : 2609-2622
5. Uchitomi Y, Mikami I, Kugaya A, et al : Physician support and patient psychologic responses after surgery for nonsmall cell lung carcinoma ; a prospective observational study. Cancer 2001 ; 92 : 1926-1935
6. Uchitomi Y, Mikami I, Nagai K, et al : Depression and psychological distress in patients during the year after curative resection of non-small-cell lung cancer. J Clin Oncol 2003 ; 21 : 69-77
7. Tanaka H, Tsukuma H, Masaoka T, et al : Suicide risk among cancer patients ; experience at one medical center in Japan, 1978-1994. Jpn J Cancer Res 1999 ; 90 : 812-817
8. Lee RG, Garvin T : Moving from information transfer to information exchange in health and health care. Soc Sci Med 2003 ; 56 : 449-464

제2장

1. Baile WF, Buckman R, Lenzi R, et al : SPIKES-A six-step protocol for delievering bad news ; application to the patient with cancer. Oncologist 2000 ; 5 : 302-311
2. Butow PN, Kazemi JN, Beeney LJ, et al : When the diagnosis is cancer ; patient communication experiences and preferences. Cancer 1996 ; 77 : 2630-2637
3. Razavi D, Delvaux N, Marchal S, et al : Testing health care professional's communication skills ; the usefulness of highly emotional standardized role-playing sessions with simulators. Psychooncology 2000 ; 9 : 293-302
4. Roberts CS, Cox CE, Reiutgen DS, et al : Influence of physician communication on newly diagnosed breast patient's psychologic adjustment and decision-making. Cancer 1994 ; 74 : 336-341
5. Takayama T, Yamazaki Y, Katsumata N : Relationship between outpatient's perceptions of physician's communication styles and patient's anxiety levels in a Japanese oncology setting. Soc Sci Med 2001 ; 53 : 1335-1350

6. Ramirez AJ, Graham J, Richards MA, et al : Burnout and psychiatric disorder among cancer clinicians. Br J Cancer 1995 : 71 : 1263-1269
7. Ramirez AJ, Graham J, Richards MA, et al : Mental health of hospital consultants ; the effects of stress and satisfaction at work. Lancet 1996 ; 347 : 724-728
8. Fallowfield LJ : Giving sad and bad news. Lancet 1993 ; 341: 476-478
9. Girgis A, Sanson-Fisher RW : Breaking bad news ; consensus guidelines for medical practitioners. J Clin Oncol 1995 : 13 : 2449-2456
10. Ptacec JT, Eberhardt TL : The patient-physician relationship. Breaking bad news ; a review of the literature. JAMA 1996 ; 276 : 496-502
11. Okamura H, Uchitomi Y, Sasako M, et al : Guidelines for telling the truth to cancer patients. Jpn J Clin Oncol 1998 ; 28 : 1-4
12. Girgis A, Sanson-Fisher RW, Schofield MJ : Breaking bad news ; is there consensus between breast cancer patients and providers on guidelines? Behav Med 1999 ; 25 : 69-77
13. Schofield PE, Beeney LJ, Thompson JF, et al : Hearing the bad news of a cancer diagnosis : the Australian melanoma patient's perspective. Ann Oncol 2001 ; 12 : 365-371
14. Fujimori M, Parker PA, Akechi T, et al : Japanese cancer patient's communication style preferences when receiving bad news. Psychooncology 2007 ; 16 : 617-625
15. Fujimory M, Akechi T, Morita T, et al : Preferences of cancer patients regarding the disclosure of bad news. Psychooncology 2007 : 16 : 573-581
16. Cantwell BM, Ramirez AJ : Doctor-patient communication ; a study of junior house officers. Med Educ 1997 ; 31 : 17-21
17. Maguire P : Improving communication with cancer patients. Eur J Cancer 1999 : 35 : 1415-1422
18. Fellowes D, Willkinson L, Moore P : Communication skills training for health care professionals working with cancer patients, their families and/or carers. Cochrane Database Syst Rev 2003 ; 2 : CD003751
19. Baile WF, Glober GA, Lenzi R, et al : Improving physician-patient communication in cancer care ; outcome of a workshop for oncologists. J Cancer Educ 1997 ; 12 : 166-173
20. Fallowfield L, Lipkin M, Hall A : Teaching senior oncologists communication skills ; results from phase I of a comprehensive longitudinal program in the United Kingdom. J Clin Oncol 1998 : 16 : 1961-1968
21. Baile WF, Kudelka AP, Beale EA, et al : Communication skills training in oncology. Description and preliminary outcomes of workshops on breaking bad news and managing patient reactions to illness. Cancer 1999 ; 86 : 889-897
22. Fallowfield L, Jenkins V, Farewell V, et al : Efficacy of a Cancer Research UK communication skills training model for oncologists ; a randomized controlled trial. Lancet 2002 ; 359 : 650-656
23. Fellowfield L, Jenkins V, Farewell V, et al : Enduring impact of communication skills training ; results of a 12-month fellow-up. Br J Cancer 2003 ; 89 : 1445-1449
24. Shilling V, Jenkins V, Fellowfield L : Factors affecting patient and clinician

satisfaction with the clinical consultation ; can communication skills training for clinicians improve satisfaction? Psycooncology 2003 ; 12 : 599-611
25. Fujimori M, Oba A. Koike M, et al : Communication skills training for Japanese oncologists on how to break bad news-A preliminary report. J Cancer Educ 2003 ; 18 : 194-201
25. Delvaux N, Merchaert I, Marchal S, et al : Physician's communication with a cancer patient and a relative ; a randomized study assessing the efficacy of consolidation workshops. Cancer 2005 ; 103 : 2397-2411
27. Grassi L, Travado L, Gil F, et al : A communication intervention for training southern European oncologists to recognize psychosocial morbidity in cancer. I-development of the model and preliminary results on physician's satisfaction. J Cancer Educ 2005 ; 2 : 79-84
28. Back AL, Amold RM, Baile WF, et al : Efficacy of communication skills training for giving bad news and discussing transitions to palliative care. Arch Intern Med 2007; 167: 453-460
29. Fujimori M, Akechi T, Akizuki N, et al : Good communication with patients receiving bad news about cancer in Japan. Psychooncology 2005; 14 : 1043-1051
30. Holland JC, Geary N, Marchini A, et al : An international survey of physician attitudes and practice in regard to revealing the diagnosis of cancer. Cancer Investigation 1987 ; 5 : 151-154
31. Uchitomi Y, Yamawaki S : Truth-telling practice in cancer care in Japan. *in* Surbone A, Zwitter M : Communication with the cancer patient. Information & Truth. 290-299. The New York Academy of Sciences, 1997
32. Uchitomi Y : Truth-telling in cancer care ; the Japanese perspective. *in* Bruera E, Porteney RK : Topics in Palliative Care, Vol 5, 95-105, Oxford University Press, 2001
33. Baile W, Lenzi R, Parker PA, et al : Oncologist's attitudes toward and practices in giving bad news ; an exploratory study. J Clin Oncol 2002 ; 20: 2189-2196
34. Parker PA, Baile FW, de Moor C, et al : Breaking bad news about cancer ; patient's preferences for communication. J Clin Oncol 2001 ; 19 : 2049-2056

제3장

1. Fujimori M, Akechi T, Akizuki N, et al : Good communication with patients receiving bad news about cancer in Japan. Psychooncology 2005 ; 14 : 1043-1051
2. Fujimori M, Akechi T, Morita T, at al : Preferences of cancer patients regarding the disclosure of bad news. Psycooncology 2007 ; 16: 573-581

제4장

1. 星野一正：醫療の倫理, 岩波新書, 岩波書店, 2001

2. Buckman R 著, 恒藤 曉 他譯：眞實を傳える-コミュニケーション技術と精神的援助の指針, 診斷と治療社, 2000
3. American Society of Clinical Oncology 公式 カリキュラム, 2001
4. 江藤 淳：妻と私, 24-25, 文藝春秋社, 1999
5. 廣井良典：持續可能な福祉社會—「もうひとつの日本」の構想. ちくま新書, 筑摩書房, 2006

SPIKES와 SHARE의 참고문헌
1. Baile WF, Buckman R, Lenzi R, et al : SPIKES - A six-step protocol for delievering bad news ; application to the patient with cancer. Oncologist 2000 ; 5 : 302-311
2. Buckman R 著, 恒藤 曉 他譯：眞實を傳える—コミュニケーション技術と精神的援助の指針, 診斷と治療社, 2000
3. American Society of clinical Oncology 公式 カリキュラム, 2001
4. Fujimori M, Akechi T, Akizuki N, et al : Good communication with patients receiving bad news about cancer in Japan. Psychooncology 2005; 14: 1043-1051
5. Fujimori M, Akechi T, Morita T, at al : Preferences of cancer patients regarding the disclosure of bad news. Psycooncology 2006 ; 16: 573-581
6. Fujimori M, Parker PA, Akechi T, et al : Japanese cancer patient's communication style preferences when receiving bad news. Psycooncology 2007; 16 : 617-625

제5장

1. Chochinov HM, Breitbart W : Handbook of psychiatry in palliative medicine, 1st ed. Oxford University Press, 2000
   內富庸介 監譯：緩和醫療における精神醫學ハンドブック. 星和書店, 2001
2. Frankl VE : Man's search for meaning, Pocket Books, 1984
3. Holland JC, Rowland JH : Handbook of psychooncology. Oxford University Press, 1990
   河野博臣 他監譯：サイコオンコロジー. メディサイエンス社, 1993
4. Holland JC : Psychooncology. Oxford University Press, 1998
5. Kubler-Ross E : On death and dying. Macmillan Publishing, 1969
   川口正吉 譯：死ぬ瞬間-死にゆく人々との對話. 讀賣新聞社, 1971
6. Regnard C, Hockley J : Flow diagrams in advanced cancer and other diseases. Edward Arnold, 1995
   阿部 薰 監譯：フローチャートで學ぶ緩和ケアの實際, 南江堂, 1999
7. 內富庸介：サイコオンコロジ―現狀と課題. 精神醫學 1999; 41: 682-696
8. Uchitomi Y : Psychooncology in Japan ; history, current problems and future aspect. Jpn J Clin Oncol 1999 ; 29 : 411-412
9. Uchitomi Y, Mikami I, Kugaya A, et al : Physician support and patient psychologic responses after surgery for nonsmall cell lung carcinoma ; a prospective observational study. Cancer 2001 ; 92: 1926-1935

10. 山脇成人 監修, 内富庸介 編：サイコオンコロジー －ガン醫療における心の醫學. 診療新社, 1997

제6장

1. Buckman R 著, 恒藤 曉 他譯 : 眞實を傳える－コミュニケーション技術と精神的援助の指針, 診斷と治療社, 2000
2. Billings JA, Stoeckle JD 著, 日野原重明, 福井次矢 監譯 : 臨床面接技法, 醫學書院, 2001
3. Cantwell BM, Ramirez AJ : Doctor-patient communication ; a study of junior house officers. Med Educ 1997 ; 31 : 17-21
4. Maguire P : Improving communication with cancer patients, Eur J Cancer 1999 ; 35: 1415-1422
5. Fellowfield L, Jenkins V, Farewell V, et al : Efficacy of a Cancer Research UK communication skills training model for oncologists ; a randomized controlled trial. Lancet 2002 ; 359 : 650-656
6. Fallowfield L. Lipkin M. Hall A : Teaching senior oncologists communication skills ; results from phase I of a comprehensive longitudinal program in the United Kingdom. J Clin Oncol 1998 ; 16 : 1961-1968
7. Fellowfield L, Jenkins V, Farewell V, et al : Enduring impact of communication skills training ; results of a 12-month fellow-up. Br J Cancer 2003 ; 89 : 1445-1449
8. Shilling V, Jenkins V, Fellowfield L : Factors affecting patient and clinician satisfaction with the clinical consultation ; can communication skills training for clinicians improve satisfaction? Psycooncology 2003 ; 12 : 599-611
9. Fujimori M, Parker PA, Akechi T, et al : Japanese cancer patient's communication style preferences when receiving bad news. Psychology 2007 ; 16 : 617-625
10. Fujimori M, Oba A, Koike M, et al : Communication skills training for Japanese oncologists on how to break bad news-A preliminary report. J Cancer Educ 2003 ; 18 : 194-201
11. Fujimori M, Akechi T, Akizuki N, et al : Good communication with patients receiving bad news about cancer in Japan. Psychooncology 2005; 14 : 1043-1051
12. Fujimory M, Akechi T, Morita T, et al : Preferences of cancer patients regarding the disclosure of bad news. Psychooncology 2007 ; 16 : 573-581

제9장

日本緩和醫療學會 : 終末期癌患者に對する輸液治療のガイドライン, 2006
http://www.jspm.ne.jp

제10장

1. Chochinov HM, Breitbart W : Handbook of psychiatry in palliative medicine, 1st ed. Oxford University Press, 2000
 内富庸介 監譯 : 緩和醫療における精神醫學ハンドブック. 29-53, 星和書店, 2001
2. Colleoni M, Mandala M, Peruzzotti G, et al : Depression and degree of acceptance of adjuvant cytotoxic drugs. Lancet 2000 ; 356 : 1326-1327
3. Holland JC : Psycho-oncology. 541-547. Oxford University Press, 1998
4. Akizuki N, Yamawaki S, Akechi T, et al : Development of an Impact Thermometer for use in combination with the Distress Thermometer as a brief screening tool for adjustment disorders and/or major depression in cancer patients. J Pain Symptom Manage 2005 ; 29 : 91-99
5. Shimizu K, Akechi T, Okamura M, et al : Usefulness of the nurse-assisted screening and psychiatric referral program. Cancer 2005 ; 103 : 1949-1956
6. Pitceathly C, Maguire P : The psychological impact of cancer on patient's partners and other key relatives ; a review. Eur J Cancer 2003 ; 39 : 1517-1524
7. Lawlor PG, Gagnon B, Mancini IL, et al : Occurrence, causes, and outcome of delirium in patients with advanced cancer ; a prospective study. Arch Intern Med 160 : 786-794. 2000
8. せん妄 : 米國精神醫學會治療ガイドライン, 10-45, 醫學書院, 2000
9. Breitbart W, Gibson C, Tremblay A : The delirium experience ; delirium recall and delirium related distress in hospitalized patients with cancer, their spouse/caregivers, and their nurses. Psychosomatics 43 : 183-194, 2002
10. 阿部晋吾, 高木 修 : 怒り表出の對人的效果を規定する要因-怒り評價の正當性評價の影響を中心として. 社會心理學研究 2005 ; 21 : 12-20
11. Andrew Billings J, Stoeckle JD : The clinical encounter-A guide to the medical interview and case presentation. Mosby, 1999
 日野原重明, 福井次矢 監譯: 臨床面接技法-患者との出會いの技. 144-147. 醫學書院, 2001
12. Moorey S, Greer S : Cognitive behaviour therapy for people with cancer, 16-17, 128-131, Oxford University Press 2002
13. Houston RE : The angry dying patient. Prim Care Companion. J Clin Psychiatry 1999 ; 1 : 5-8
14. Kubler-Rose E : On death and dying. Macmillan Publishing, 1969
 川口正吉 譯 : 死ぬ瞬間-死にゆく人々との對話. 84-113. 讀賣新聞社, 1971
15. Platt FW, Gordon GH : Field guide to the difficult patient interview. Lippincott Williams & Wilkins, 1999
 津田 司 監譯: 困ったときに役立つ醫療面接法ガイド-困難な醫師・患者關係に對處するコツ. 82-92, メディカル・サイエンス・インターナショナル, 2001
16. Maguire P, Pitceathly C : Managing the difficult consultation. Clin Med 2003 ; 3 : 532-537

17. Stark DPH, House A : Anxiety in cancer patients. Br J Cancer 2000 ; 83 : 1261-1267
18. Buckman R : How to break bad news ; a guide for health care professionals. Westwood Creative Artists, 1992
    恒藤 曉 他譯：眞實を傳える－コミュニケーション技術と精神的援助の指針，131-138，診斷と治療社，2000
19. Andrew Billings J, Stoeckle JD : The clinical encounter-A guide to the medical interview and case presentation. Mosby, 1999
    日野原重明，福井次矢 監譯：臨床面接技法－患者との出會いの技．147-150．醫學書院，2001
20. Maguire P, Faulkner A, Regnard C : Managing the anxious patient with advancing disease ; a flow diagram. Palliative Medicine 1993 ; 7 : 239-244
21. Ivey AE : Introduction to Microcounseling. Wadsworth, 1983
    福原眞知子，椙山喜代子，國分久子 他譯編：マイクロカウンセリング，川島書店，1985
22. Kaplan HI, Sadock BJ : Pocket handbook of clinical psychiatry. Lippincott Williams & Wilkins, 1996
    融 道男，岩脇 淳 監譯：カプラン臨床精神醫學ハンドブック DSM-IV診斷基準による診療の手引き．メディカル・サイエンス・インターナショナル，1997
23. Brock G, Gurekas V, Deom P : Denial among cancer patients ; tips and traps. Can Fam Physician 1993 ; 39 : 2581-2584
24. Weisman AD : Early diagnosis of vulnerability in cancer patients. Am J Med Sci 1976 ; 271 : 187-196
25. Ness DE, Ende J . Denial on the medical interview ; recognition and management. JAMA 1994 ; 272 : 1777-1780
26. 明智龍男，鈴木志麻子，谷口幸司 他：進行・終末期がん患者の不安，抑うつに對する精神療法のstates of the art 系統的レビューによる檢討．精神科治療學 2003 : 18 : 571-577
27. American Society of Clinical Oncology : ASCO Curriculum Optimizing cancer care ; The importance of symptom management, 2001
    向山雄人，內富庸介，有吉 寬 監修：ASCO公式カリキュラム－がん症狀緩和の實際．ヘスコインターナショナル，2002
28. 大庭 章，吉川榮省：がん患者への精神療法の實踐，日本臨床 2007 ; 65 : 123-127
29. Akechi T, Okuyama T, Sugawara Y, et al : Suicidality in terminally ill Japanese patients with cancer. Cancer 2004 ; 100 : 183-191
30. Coyle N, Sculco L : Expressed desire for hastened death in seven patients living with advanced cancer ; a phenomenologic inquiry. Oncol Nurs Forum 2004 ; 31 : 699-709
31. Rosenfeld B, Krivo S, Breitbart W, et al : Suicide, assisted suicide, and euthanasia in the terminally ill. *in* Chochinov HM, Breitbart W, eds ; Handbook of Psychiatry in Palliative Medicine, 51-62, Oxford University Press, 2000

제11장

1. Ministry of Health and Welfare : Reports on the socioeconomic survey of vital statistics. The medical treatment for the terminal ill patients Japan. 1994
2. Saeki T, Mantani T, Yamawaki S, et al : The role of Japanese families in cancer care. 2nd ed. *in* Baider L, et al. eds : Cancer and the Family, 111-117, Wiley, 2000
3. Okamura H, Uchitomy Y, Sasako M, et al : Guidelines for telling the truth to cancer patients. Jpn J Clin Oncol 1998 ; 28 : 1-4
4. Horikawa N, Yamazaki T, Sagawa M, et al : The disclosure of information to cancer patients and its relationship to their mental state in a consultation-liaison psychiatry setting in Japan. Gen Hosp Psychiatry 1999; 21: 368-373
5. Fujimori M, Akechi T, Morita T, at al : Preferences of cancer patients regarding the disclosure of bad news. Psycooncology 2007 ; 16: 573-581
6. Morita T, Akechi T, Ikenaga M, et al : Communication about the ending of anticancer treatment and transition to palliative care. Ann Oncol 2004 ; 15 : 1551-1557
7. Kissane DW, Bloch S, Burns WI, et al : Psychological morbidity in the families of patients with cancer, Psychooncology 1994 ; 3 : 47-56

제12장

1. Buckman R : Breaking bad news ; why is it still so difficult? Br Med J 1984 ; 288 : 1597-1599
2. Radziewics R, Baile WF : Communication skills ; breaking bad news in the clinical setting . Oncology Nursing Forum 2002 ; 28 : 951-953

제13장

1. Fallowfield L, Jenkins V, Farewell V, et al : Efficacy of a Cancer Research UK communication skills training model for oncologists ; a randomized controlled trial. Lancet 2002 ; 359 : 650-656
2. Fallowfield L, Lipkin M, Hall A, et al : Teaching senior oncologists communication skills ; results from phase I of a comprehensive longitudinal program in the United Kingdom. J Clin Oncol 1998 ; 16 : 1961-1968
3. Fellowfield L, Jenkins V, Farewell V, et al : Enduring impact of communication skills training ; results of a 12-month follow-up. Br J Cancer 2003; 89 : 1445-1449
4. Jenkins V, Fallowfield L : Can communication skills training alter physician's belifes and behavior in clinics? J Clin Oncol 2002 ; 20 : 765-769
5. Shilling V, Jenkins V, Fallowfield L : Factors affecting patient and clinician satisfaction with the clinical consultation ; can communication skills training for clinicians improve satisfaction? Psycooncology 2003 ; 12 : 599-611

6. Baile WF, Buckman R, Lenzi R, et al : SPIKES-A six-step protocol for delivering bad news ; application to the patient with cancer. Oncologist 2000 ; 5 : 302-311
7. Back AL, Amold RM, Baile WF, et al : Efficacy of communication skills training for giving bad news and discussing transitions to palliative care. Arch Intern Med 2007; 167: 453-460
8. Razavi D, Delvaux N, Marchal S, et al : Does training increase the use of more emotionally laden words by nurses when talking with cancer patients? A randomized study. Br J Cancer 2002 ; 87 : 1-7
9. Delvaux N, Razavi D, Maychal S, et al : Effects of a 105 hours psychological training program on attitudes, communication skills and occupational stress in oncology ; a randomized study. Br J Cancer. 2004 ; 90 : 106-114
10. Baile W, Lenzi R, Parker PA, et al : Oncologist's attitude toward and practices in giving bad news ; an exploratory study. J Clin Oncol 2002 ; 20: 2189-2196
11. Fujimori M, Parker PA, Akechi T, et al : Japanese cancer patient's communication style preferences when receiving bad news Psychooncology 2007 ; 16 : 617-625
12. Fujimori M, Akechi T, Akizuki N, et al : Good communication with patients receiving bad news about cancer in Japan. Psychooncology 2005; 14 : 1043-1051
13. Fujimori M, Oba A. Koike M, et al : Communication skills training for Japanese oncologists on how to break bad news-A preliminary report. J Cancer Educ 2003 ; 18 : 194-201

SHARE 예문

S: 지지적 환경조성   H: 나쁜 소식 전달방법   A: 부가정보   RE: 안심시킴과 정서적 지지

준비단계: 중요한 면담이라는 것을 알린다

프라이버시가 보장된 장소(직접 만나서 전함)와 충분한 시간을 확보해둔다(전화벨이 울리지 않도록 한다).	넓은 입원실의 침상 옆이나 커튼으로만 칸막이가 되어 있는 외래는 가능한 한 피하고, 면담실을 사용한다. 바쁜 외래 시간은 피한다. 휴대전화를 미리 다른 사람에게 맡겨둔다. 면담을 시작할 때 환자에게 양해를 구한다. 전화벨이 울린 경우에는 환자에게 양해를 구한 후 전화를 받는다.	S
검사결과가 다 나와서 최종적으로 판단을 내리는 때가 다음 번 면담시간이라는 것을 환자에게 알린다.	"7일 후에 검사결과가 다 나오고, 우리 병원 호흡기센터에서 회의를 한 결과까지 말씀 드릴 수 있겠습니다. 그래서 다음 면담은 7일 후 O월 O일이 어떻겠습니까?" 등	S
다음 면담은 중요하므로 가족 등 보호자가 함께 자리할 수 있다는 것을 알린다.	"다음번 면담은 검사결과를 알려 드리는 중요한 면담이므로 가족분들이나 보호자 되시는 분들이 함께 오셔도 됩니다." "혼자 오셔도 되지만, 마음이 놓이지 않으시면 가족과 함께 오셔도 괜찮습니다."	H

기본: 면담 중 항상 유념해야 할 사항들

환자를 정중하게 대한다.	첫 대면 때 자기소개를 한다. 면담실에 환자가 들어오면 인사를 한다.	S
눈과 얼굴을 보면서 환자를 대한다.		S
환자에게 질문하도록 격려하고, 그 질문에 충분한 대답을 한다.	"질문이 있습니까?"	H
환자의 질문에 초조한 모습으로 대응하지 않는다.	환자의 말을 도중에 끊거나, 다리를 떨거나, 펜을 돌리거나, 컴퓨터 마우스를 만지작거리는 등	S

1단계 : 면담을 시작한다 (환자가 면담실에 들어온 뒤 나쁜 소식을 전할 때까지)		기(起)
중요한 이야기를 듣기 전에 환자가 긴장하고 있다. 긴장을 풀어줄 수 있는 말을 건넨다.	일상적인 일이나 날씨 이야기, 환자의 개인적 관심사 등에 대해서 잠시 언급한다. 표정(미소) 등의 비언어적 커뮤니케이션. "요즘 날씨가 꽤 쌀쌀한데 감기에 걸리지는 않으셨습니까?" "무더위가 계속되는데 밤에는 잘 주무십니까?" "오래 기다리셨습니다." 등	RE
현 병세, 지금까지의 경과, 면담의 목적에 대해 이야기하고 병에 대한 환자의 인식을 알아본다.	"이전 병원의 선생님한테서는 어떤 설명을 들으셨습니까?" "병세에 대해 어떻게 생각하십니까?" "지난번 뵈었을 때 설명 드린 것에 대해서는 어떻게 이해하고 계십니까?" "초진 때 말씀 드렸던 설명에 대해 그 뒤로 어떤 생각이 들었습니까?" "지난번 드린 말씀에 대해 집에 가서서 어떤 느낌이 들었습니까?" "지금 가장 걱정되는 점은 무엇입니까?" "집에 돌아가셔서 부인께는 어떻게 말씀하셨습니까?" "치료 효과에 대해서 어떻게 생각하고 계십니까?" 등	H
가족들에 대해서도 환자와 다름없이 배려한다.	가족들에게도 시선을 향한다. 가족들이 면담 중간에 갑자기 말을 했을 때, 나중에 충분히 대답할 수 있도록 준비가 되어 있다는 것을 알린다. 가족들에 대해서도 배려한다는 것을 환자에게 인식시키는 것이 중요하다.	RE
다른 의료인(다른 의사나 간호사 등)이 함께 자리할 경우에는 환자의 허락을 얻는다.	"○○○간호사가 함께 있어도 되겠습니까? 면담 후에 궁금하신 점이 있으시면 무엇이든 상관없으니 저나 ○○○ 간호사에게 말씀해주십시오." 등	S

2단계 : 나쁜 소식을 전한다		승(承)
나쁜 소식을 전하기 전에 환자가 마음의 준비를 할 수 있도록 말을 건넨다.	"중요한 이야기입니다." "시간은 충분히 있습니까?" "예상하고 계셨던 결과일지도 모릅니다만……" "좀 유감스러운 이야기를 하지 않을 수 없습니다만……" "걱정되던 결과를 말씀 드리겠습니다." "가장 염려되던 것을 이제부터 말씀 드리겠습니다." 가족들이 함께 자리할 것을 권한다. "오늘은 가족분들도 함께 참석하셨으면 합니다만." 등	RE
나쁜 소식을 알기 쉽고 분명하게 전한다.	"솔직하게 말씀 드리자면……" 등	H
환자가 감정을 표출해도 받아준다.	침묵의 시간을 가진다. 환자가 말을 할 때까지 기다린다. 심정에 대해 물어본다. 개방형 질문 "지금 심정이 어떠십니까?"	RE
나쁜 소식 때문에 일어난 감정을 위로한다.	"괴로우시겠군요" "혼란스러우시겠습니다." "놀라셨겠습니다." "괜찮으십니까?" 등	RE
실제의 사진이나 검사 자료를 이용한다.		H
환자의 이해 정도를 확인하면서 전한다.	"이해가 되십니까?" 나중에도 질문할 수 있다는 것, 간호사에게도 질문할 수 있다는 것을 알려준다. "모르시는 것이 있으시면 나중에라도 괜찮으니 질문해주십시오. 간호사에게 물어 보셔도 됩니다."	H
지금의 면담 진행속도가 괜찮은지 물어본다.	"제 말이 너무 빠르지 않습니까?" "빠른 것 같으면 언제라도 말씀해 주십시오." 등	H
병세(예를 들면 진행도, 현재 상태, 증상의 원인, 전이 장소 등)에 대해서 설명한다.		H
질문이나 상담하고 싶은 것이 있는지 물어본다.	"다른 질문은 없으십니까?" 등	H
전문용어를 썼을 경우에는 환자가 이해했는지를 알아본다.		H
종이에 쓰면서 설명한다.		H

3단계 : 치료를 포함한 앞으로의 일에 대해 이야기한다		전(轉)
앞으로의 표준적인 치료방침, 선택사항, 치료의 위험성이나 유효성 등에 대해서 설명한 뒤에 의사가 권장하는 치료법을 알린다.		A
완치될 전망에 대해서 이야기한다.	"완치는 몹시 어렵고, 지금 상태를 어떻게 유지해 나갈 것인가가 앞으로의 목표입니다."	A
다른 의사의 의견(세컨드 오피니언)도 구할 수 있다는 것에 대해서 설명한다.		A
치료 선택에 누가 관여하기를 원하는지 묻는다.	환자 본인이 혼자 결정, 의사에게 맡김, 혹은 가족들과 의사가 함께 결정 등	A
환자가 희망을 가질 수 있도록 '할 수 없는 것' 뿐만 아니라 '할 수 있는 것'도 전한다.	"암을 완치하는 치료보다 통증을 없애는 치료에 중점을 둡시다." 등 항암치료 외에도 가능한 의료행위가 있다는 사실을 전한다.	RE
환자가 희망을 가질 수 있는 정보도 제공한다	"통증은 없앨 수 있습니다." "치료 효과를 기대할 수 있습니다." "신약이 내년에 승인될 예정입니다." 등	RE
환자가 이용할 수 있는 서비스나 지원(예를 들면 의료비 지원, 가정간호, 사회복지서비스, 심리상담)에 관한 정보를 제공한다.		A
앞으로의 환자의 일상생활이나 일에 대해서도 이야기한다.	"이 병 자체에 대한 것 말고도, 일상생활이나 직장 문제 등 마음에 걸리는 일은 없습니까?"	A

4단계: 면담을 정리한다		결(結)
요점을 정리하여 전달한다(요약한다).		H
글로 쓰면서 설명한 경우에는 그 메모지를 환자에게 넘겨준다.		H
앞으로도 책임을 지고 진료에 임하겠다는 말, 외면하지 않겠다는 말을 전한다.	"저희 진료팀은 ○○○씨의 상태가 좋아지도록 노력할 것입니다." "앞으로도 책임감을 가지고 치료에 임하겠습니다." "최선을 다하겠습니다." 등	RE
환자의 기분을 위로하는 말을 건넨다.	"괜찮습니다." "함께 해봅시다." 등	RE

나쁜 소식 어떻게 전할까
암환자와의 커뮤니케이션

초판 1쇄 인쇄 2008년 12월 20일
초판 1쇄 발행 2008년 12월 24일

편저자   우치토미 요스케, 후지모리 마이코
옮긴이   김종흔 · 김미영 · 권미림

펴낸이   이진수
펴낸곳   국립암센터
등록일자 2000년 7월 15일
등록번호 일산 제116호
주 소   경기도 고양시 일산동구 정발산로 111번지
전 화   031)920-0808(출판)
         031)920-1375(관리)
팩 스   031)920-1959
홈페이지 www.ncc.re.kr

ISBN 978-89-92864-02-2 13510

잘못된 책은 구입하신 곳에서 바꿔드립니다.

がん医療におけるコミュニケーションスキル
by 内富庸介 他編
copyright ⓒ 2007 by 内富庸介 他
All rights reserved.
Original Japanese edition published
by IGAKU-SHOIN Ltd., Tokyo
Korean Translation Copyright ⓒ 나쁜 소식 어떻게 전할까 2008 국립암센터

이 책의 한국어판 저작권은 저작권자와의 독점 계약으로 국립암센타에 있습니다.
저작권법에 의해 한국 내에서 보호를 받는 저작물이므로 무단 전재와 무단 복제를 금합니다.